MÉTHODE

POUR TRAITER

TOUTES LES MALADIES.

TOME SECOND.

5650
2 A

5650

MÉTHODE

POUR TRAITER

TOUTES LES MALADIES;

Très-utile aux jeunes Médecins, aux Chirurgiens & aux Gens charitables qui exercent la Médecine dans les campagnes.

DÉDIÉE AU ROI.

Par M. VACHIER, Docteur-Régent de la Faculté de Médecine, ancien Professeur des Écoles de Médecine de Paris ; Docteur en Médecine de l'Université de Montpellier.

Si quid novisti rectius istis,
Candidus imperti : si non, his utere mecum.
HORAT. Ep. VI.

TOME SECOND.

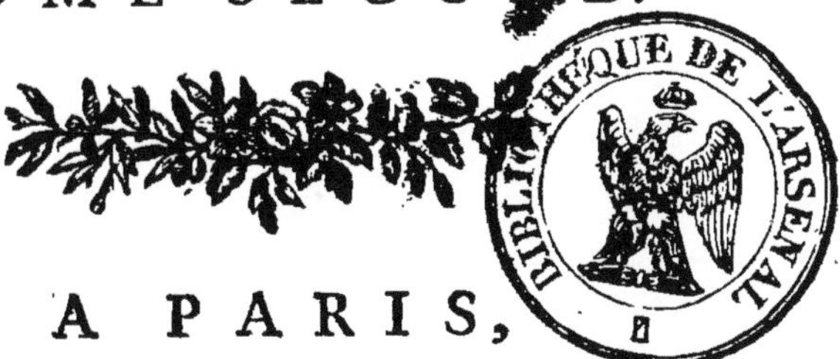

A PARIS,

Chez MÉQUIGNON l'aîné, Libraire, rue des Cordeliers, près des Ecoles de Chirurgie.

M. DCC. LXXXV.

Avec Approbation, & Privilege du Roi.

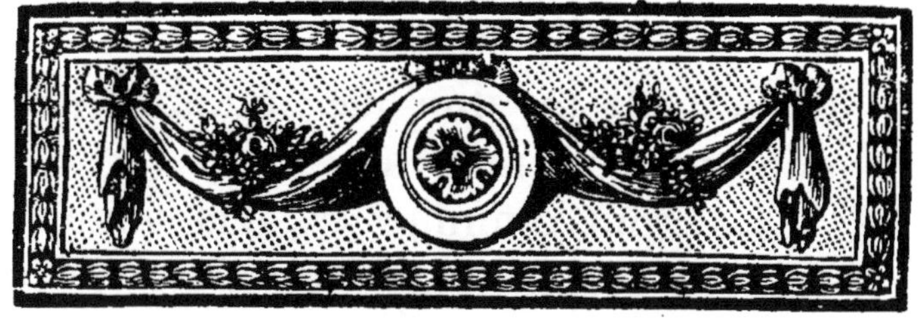

MÉTHODE

POUR TRAITER

TOUTES LES MALADIES.

PREMIÈRE CLASSE.

Des Léfions du goût.

L E goût eſt le ſens qui diſcerne les ſaveurs par le moyen de la ſalive & des papilles nerveuſes de la langue & du palais. Pour que ce ſens ſoit dans ſon intégrité, il faut que la ſalive ſoit en quantité ſuffiſante, & qu'elle ſoit de bonne qualité, & que les papilles nerveuſes ſoient douées d'aſſez de ſenſibilité pour recevoir & tranſmettre l'impreſſion des corps ſavoureux. Lorſque ces conditions ne ſont pas remplies,

Tome II.　　　　　　　A

le goût est ou diminué, ou aboli, ou dépravé, ou mauvais.

158   Le goût diminue 1°, si la salive est en trop grande quantité ; alors elle ne peut suffisamment dissoudre les corps sapides qui, en conséquence, ne peuvent faire qu'une impression imparfaite sur les papilles : dans cette espèce de diminution du goût, le malade se plaint d'avoir la bouche sèche.

159   Les causes de la diminution de la salive sont, souvent, les chaleurs, les exercices violens, les veilles excessives, des travaux contentieux, le parler avec action pendant long-temps, des accès de passions violentes, des excès de Vénus, des excès de liqueurs spiritueuses, d'alimens âcres, le défaut d'aliment & de boisson, & les alimens indigestes ou qui n'ont point de sucs.

160   Lorsque la salive est diminuée par l'abus ou la mauvaise qualité des six choses non-naturelles (159), & qu'il n'y a point de lésions de fonctions qui aient précédé ni qui accompagnent la diminution du goût ; cette lésion est une maladie simple, qu'on guérira par le bon usage & la bonne qualité des six choses non-naturelles , & en ré-

formant les abus que le Médecin aura découvert avoir donné lieu à la diminution de la ſalive, & en ordonnant le repos, & une copieuſe boiſſon de la tiſane N° 2.

Le plus ſouvent la diminution de la ſalive eſt cauſée par la fiévre, par l'inflammation de la gorge, des diverſes parties de la bouche, & d'autres grandes inflammations ; par l'obſtruction des glandes ſalivaires, par de grandes ſueurs, de grandes diarrhées, par les épanchemens de ſéroſités, qui ont lieu dans les diverſes eſpèces d'hydropiſies : par les pertes utérines, les grandes hémorragies, des vomiſſemens très-fréquens & très-abondans, & par toutes les évacuations abondantes de diverſes matières auxquelles divers individus ſont ſujets habituellement ou périodiquement ; & enfin par de violentes douleurs de goutte, ou de rhumatiſme, ou par d'autres virus. 161

Dans tous les cas où la diminution du goût eſt cauſée par les léſions (161), elle fait partie ou ſymptôme de maladies compoſées, ou de maladies cauſées par un virus, ou de maladies compliquées. Dans tous ces cas, la diminution du goût n'étant qu'un effet 162

A 2

ou ſymptôme des léſions (161), le Médecin ne doit s'occuper qu'à remédier à la maladie compoſée , ou compliquée , ou au virus ; en détruiſant ces maladies , le goût ſe rétablira.

163   Lorſque les léſions du goût ſont jointes à des léſions de la digeſtion (ce qui eſt très-ordinaire) il faut employer les traitemens preſcrits dans la cinquième claſſe. Si les léſions de la digeſtion ſont cauſées par des ſucs épais & groſſiers , il faut employer le traitement preſcrit, cinquième claſſe, ſection VI , contre l'eſpèce de maladie qui cauſe les léſions du goût. Si les léſions de la digeſtion ſont cauſées par des ſucs âcres, il faut adminiſtrer le traitement preſcrit , cinquième claſſe, ſection VII, contre la maladie compoſée dont les léſions du goût ſont parties.

164   Lorſque les léſions du goût qui ſont partie de maladies compoſées, ſont compliquées avec des virus & des cauſes externes ; on trouvera auſſi dans ces deux ſections de la cinquième claſſe, les principes du traitement qui convient à ces maladies compliquées.

165   Le goût diminue 2°, lorſque la ſalive eſt trop abondante , & qu'elle relâche les papilles nerveuſes au point d'en

diminuer la ſenſibilité : dans cette eſpèce de diminution du goût, le malade ſe plaint d'avoir la bouche inondée & fade , il crache à tout moment.

La ſurabondance de la ſalive eſt 166
ſouvent cauſée par la vie ſédentaire &
oiſeuſe , par trop de ſommeil , par trop
d'alimens , par l'excès des boiſſons re-
lâchantes , par la triſteſſe & la crainte.
Dans ces cas , la diminution du goût
eſt une maladie ſimple qu'on guérit en
ordonnant de l'exercice , moins de
ſommeil, moins d'alimens & qui ſoient
faciles à digérer, une boiſſon inciſive,
telle que la tiſane n° 3, ou la tiſane
n° 9, & en ordonnant de l'occupation , & d'éviter les ſujets de triſteſſe
& de crainte.

Lorſque la diminutiou du goût cau- 167
ſée par la ſurabondance de la ſalive a
été précédée par la ſuppreſſion de quelques excrétions , telles que celles de
la tranſpiration inſenſible , des règles,
des lochies , par le reflux de l'humeur laiteuſe dans le ſang , par des
attaques de goutte , de rhumatiſme,
de dartres , par le virus vénérien
ou autres virus ; & lorſque cette
eſpèce de diminution du goût eſt accompagnée de fiévre , lorſqu'il y a

des obſtructious dans le bas-ventre, qui gênent les ſecrétions dans les viſcères ; dans tous ces cas, la diminution du goût n'eſt qu'un effet ou ſymptôme de maladie compoſée ou compliquée, ou l'effet d'un virus ; en conſéquence, le Médecin doit avoir recours aux claſſes des léſions, qui ſont les cauſes de la maladie compoſée ou compliquée, ou à la claſſe du virus qui s'eſt manifeſté. La ſurabondance de la ſalive qui eſt cauſée par le mercure pris intérieurement ou appliqué extérieurement, ſe guérit par la ceſſation de l'uſage du mercure, & par les moyens preſcrits à l'égard de la ſalivation, dans la claſſe des virus, ſection du virus vénérien.

168　　Le goût diminue 3°, lorſque la ſalive eſt trop épaiſſe. Dans cette eſpèce de diminution du goût, les malades ſe plaignent d'avoir la bouche pâteuſe, déſagréable & même mauvaiſe ; la langue eſt couverte de mucoſités blanchâtres, griſâtres, jaunâtres, brunes, noirâtres ou autres couleurs.

La cauſe de cette eſpèce de diminution du goût, produite par l'épaiſſiſſement & mauvaiſe qualité de la ſalive eſt toujours un vice de la digeſtion, d'où

réfultent des fucs mal travaillés , trop
groffiers , trop vifqueux , qui des premières voies paffant dans le fang, font
portés par la circulation dans tous les
organes fécrétoires , & altèrent toutes les fecrétions , dont celle de la
falive eft la plus à portée de nos fens.

Quoique cette efpèce de diminution du goût , caufée par l'épaiffiffement & mauvaife qualité de la falive
foit un mal très-fupportable , pour le
plus grand nombre des individus ;
toutes les fois qu'un jeune Médecin
verra une perfonne qui lui dira qu'elle
fe porte très-bien , qu'elle fait bien
toutes fes fonctious , qu'elle mange autant qu'à l'ordinaire ; que cependant
elle ne trouve pas dans tous les alimens & boiffons leur goût ordinaire ;
& que tous les matins à fon réveil ,
elle a la bouche pâteufe , défagréable ,
& que fa langue eft chargée de mucofités blanchâtres , grisâtres ou jaunâtres , mais que ce mauvais goût & ces
mucofités fe diffipent dès qu'elle a dé-
jeûné ; le Médecin doit dire à cette
perfonne que quoiqu'elle n'ait que cette
unique indifpofition , qui dans ce moment paroît très-légère, elle eft mena-
cée de maladies confidérables , dont

A 4

on peut la préserver en se hâtant d'employer les remèdes convenables. On trouvera ces remèdes prescrits dans la classe des lésions de la digestion, Section I.

169   Le goût diminue 4°, lorsque les papilles nerveuses de la langue & du palais sont moins sensibles qu'à l'ordinaire; la cause de cette espèce de diminution du goût n'a pas des signes apparens & à portée de nos sens, comme les causes des diminutions du goût (159, 166 & 168.) Mais on a lieu de juger que c'est la diminution de sensibilité des papilles nerveuses qui est cause de la diminution du goût, lorsque dans les personnes atteintes de cette lésion du goût, on n'apperçoit nulle autre cause qui puisse la produire.

La sensibilité des papilles nerveuses diminue 1°, dans les vieillards. Lorsque cette sensibilité a diminué peu à peu dans des gens avancés en âge, & qu'on n'apperçoit nulle autre cause, on doit attribuer cette indisposition à la vieillesse; dans ces cas, il ne faut employer aucuns de ces remèdes, qui en aiguisant le goût des vieillards, les porteroient à manger plus qu'ils ne doivent.

La sensibilité des papilles nerveuses

diminue 2°, lorſqu'elles ſont trop conſtamment irritées par des excès continués d'alimens de haut goût & de liqueurs ſpiritueuſes; dans ces cas, les mets ordinaires, tels que potages ſimples, les viandes bouillies & rôties, le pain & les farineux paroiſſent inſipides. Lorſqu'on découvre qu'excepté les excès d'alimens très-aſſaiſonnés, & de liqueurs ſpiritueuſes, il n'y a nulle autre cauſe qui ait pu diminuer la ſenſibilité des papilles nerveuſes ; il y a lieu de juger que le goût eſt uſé par ces excès : dans ce cas, quoique le goût uſé, ſoit l'indiſpoſition unique, & que le malade faſſe bien toutes ſes fonctions, en continuant l'abus des alimens âcres & des liqueurs ardentes ; le Médecin doit avertir ſérieuſement le malade que le genre de vie qui a uſé ſon goût, met dans ſon ſang une acrimonie dangereuſe ; qu'il eſt menacé de maladies très-graves, qui ſeroient incurables ; & qu'il faut ſe hâter de s'en préſerver. Pour y parvenir, le Médecin ne défendra pas, tout-à-coup, tous les alimens de haut goût, & toutes les liqueurs ſpiritueuſes, mais il ne les permettra qu'en quantité beaucoup

A 5

moindre qu'à l'ordinaire , & infenfiblement il les fupprimera tous ; il ordonnera , pour bafe de la nourriture, des alimens doux , tels que foupe,
viandes legères , bouillies ou rôties ; il
permettra aux repas un peu de vin avec
beaucoup d'eau ; il ordonnera de boire
tous les matins à jeun environ trois livres d'eau , & il en fera boire quelques
verres entre les repas. Dans le commencement de ce régime , le malade mangera très-peu , parce que le peu de
goût qu'il trouvera aux alimens fimples ne l'excitera pas à manger ; en
conféquence , il maigrira ; mais on n'a
rien à appréhender de ce que le malade mangeant moins qu'à l'ordinaire ,
maigrira ; cette maigreur ne fera pas
à redouter , pourvu que le malade
boive beaucoup d'eau ; parce que ce
moyen détruira peu à peu l'âcreté du
fang, les papilles nerveufes deviendront
plus fenfibles, les alimens doux deviendront moins infipides , & on finira par
les prendre avec plaifir , en quantité
fuffifante pour reftaurer les forces &
prendre l'embonpoint ordinaire. La fenfibilité des papilles nerveufes diminue
3°, lorfqu'il y a un commencement
de paralyfie , & cette fenfibilité eft to-

talement détruite, lorfque la paralyfie
eft complette.

Dans le premier de ces cas, le malade dit qu'il ne trouve prefque pas de
goût, ni dans les alimens, ni dans les
boiffons ; dans le fecond cas, le goût
eft abfolument aboli. La paralyfie des
papilles nerveufes ne peut pas s'apper-
cevoir par nos fens ; mais dès qu'on
voit un malade qui fe plaint d'une extrême diminution de goût ou de fon
abolition totale, dès qu'on ne trouve
aucune des caufes des diminutions du
goût détaillées ci-deffus, & que fur-tout
on apprend que la diminution ou
l'abolition du goût s'eft manifeftée
tout-à-coup, on a lieu de juger que
c'eft la paralyfie qui caufe cette léfion
du goût, & fouvent on eft confirmé
dans ce jugement par une impreffion
de paralyfie qu'on reconnoît dans le
vifage, ou dans la langue, ou dans le
bras, ou dans d'autres parties du corps.
Dans les cas où l'on juge que la paralyfie eft caufe de la diminution ou abolition du goût, il faut avoir recours
aux remèdes prefcrits contre la paralyfie, dans la claffe des léfions de l'action
mufculaire & dans la cinquième claffe.

A 6

170 Le goût eſt dépravé , lorſqu'on n'éprouve pas les véritables ſaveurs des alimens, que ce qui eſt doux paroît amer, que ce qui eſt amer paroît doux , que ce qu'on trouvoit déſa-gréable & très - mauvais , & qui eſt inſupportable au goût de tout le mon-de , eſt trouvé délicieux. Les dépra-vations du goût ſont preſque toujours cauſées par des mauvaiſes digeſtions, & preſque toujours jointes à d'autres maladies ou à la groſſeſſe : on obſerve ſouvent cette léſion du goût dans les mélancoliques, les hyſtériques , dans les ſuppreſſions de règles , dans les re-flux d'humeurs laiteuſes, dans le ſang, dans l'ictère ou jauniſſe : on obſerve auſſi cette dépravation du goût dans pluſieurs maladies produites par des virus.

Pour remédier à ces diverſes eſpè-ces de dépravations du goût , il faut diſtinguer les léſions principales qui les produiſent , & enſuite employer les remèdes preſcrits dans la claſſe de ces lé-ſions. Lorſque les dépravations du goût ſont jointes à des léſions de la digeſtion, on y remédiera en détruiſant les léſions de la digeſtion qui y ſont jointes & qui ſont cauſes.

Le goût eft mauvais lorfqu'on ne **171**
trouve qu'une faveur défagréable dans
tous les alimens & boiffons. Cette efpèce de léfion du goût eft caufée le
plus fouvent par les mauvaifes digeftions, par le fédiment dont la langue eft
chargée, par les fiévres putrides & malignes, par les fiévres lentes, dans lefquelles quelques matièrespurulentes en-
traînées par la circulation, fe dépofent
dans les glandes falivaires ; par les
vices des gencives, des dents, des
glandes de la bouche, de la langue
& du palais ; on ne peut remédier
à cette léfion du goût qu'en détrui-
fant la caufe qui l'a produite.

COROLLAIRES.

I.

Les léfions du goût fout rarement **172**
des maladies fimples ; le plus fouvent
elles font caufées par les léfions de
quelqu'autre fonction & par des virus.

II.

Les léfions du goût ne font jamais **173**
caufes prochaines des léfions des autres fonctions ; mais ces léfions étant
très-défagrables, elles déterminent les

malades à des abus qui deviennent bientôt caufes d'autres léfions ; par exemple : 1° la diminution du goût, caufée par les excès d'alimens de haut-goût & de liqueurs fpiritueufes, excite les malades à continuer & à augmenter ces excès qui altèrent bientôt d'autres fonctions ; 2° la diminution du goût caufée par la diminution ou épaiffiffement de la falive, détermine les malades à rechercher les mets les plus affaifonnés & les liqueurs les plus fortes, & ils en abufent au point de contracter dans peu de temps des léfions plus dangereufes que celles du goût ; 3° les dépravations du goût déterminent les malades à faire beaucoup d'abus d'alimens & de boiffons très-contraires, & qui caufent des léfions de fonctions principales.

III.

174 Le goût n'étant pas une fonction principale, fes léfions ne font jamais caufes de maladies compofées. Quoique les léfions du goût foient dans plufieurs maladies ; celles qui fe déclarent les premières, le Médecin doit toujours s'occuper à remédier aux léfions des fonctions principales qui ont fuccédé aux léfions du goût, & il verra toujours qu'après avoir rétabli les fonctions principales, les léfions du goût ne fubfifteront plus.

Théorème d'Hygiène.

Pour conferver le goût dans fon in- 175 tégrité, il faut être fobre ; choifir les alimens les plus faciles à digérer & les moins affaifonnés, s'abftenir des liqueurs fpiritueufes, éviter les intempéries de l'air, les excès des paffions, de travail, de veilles, la vie oifeufe, tout ce qui peut caufer la diminution ou fuppreffion des excrétions ordinaires ; & il faut avoir foin de fes dents & de fe rincer la bouche, le matin à jeun & après fes repas.

SECONDE CLASSE.

Des léfions de la faim ou appétit des alimens.

La faim ou l'appétit des alimens eft 176 une fenfation qui s'exécute dans l'eftomac, par le moyen des fucs de l'eftomac, qui produiſent une irritation des fibres nerveuſes de ce viſcère, d'où réſultent le beſoin & le deſir de manger.

177 Pour que cette ſenſation néceſſaire à la ſanté, ſoit dans ſon état naturel, il faut que les ſucs de l'eſtomac ſoient en quantité ſuffiſante, & d'une qualité convenable, pour produire l'impreſſion néceſſaire ſur les fibres de ce viſcère ; il faut que ces ſucs ne ſoient ni trop épais, ni trop aqueux & inſipides, ni trop âcres.

Il faut que les fibres nerveuſes de l'eſtomac ſoient bien diſpoſées pour recevoir & tranſmettre cette impreſſion : lorſqu'une ou pluſieurs de ces conditions néceſſaires pour opérer la ſenſation de la faim, n'ont pas lieu de la manière convenable, la faim eſt diminuée, ou abolie, ou augmentée à l'excès, ou elle eſt dépravée.

178 La faim diminue 1° lorſque les ſucs de l'eſtomac ne ſont pas en quantité ſuffiſante pour produire ſur les fibres nerveuſes, l'impreſſion d'où réſultent le beſoin & le deſir des alimens. Les ſignes qui accompagnent cette eſpèce de diminution de la faim, ſont la bouche ſèche, le défaut ou la petite quantité de ſalive, & la langue nette.

Il y a une très-grande analogie entre les ſucs de l'eſtomac & la ſalive. A moins que l'organe ſecrétoire de l'une ou de l'autre de ces humeurs n'ait un vice particulier, la ſecrétion de l'une de ces humeurs ne ſauroit être altérée ſans que l'autre ne le ſoit. Les ſucs de l'eſtomac, dans l'état ſain, ont la même conſiſtance & la même qualité que la ſalive ; la quantité & les qualités de ces deux humeurs ſont altérées par les mêmes cauſes de maladies.

Les abus & les mauvaiſes qualités **179** des ſix choſes non-naturelles qui cauſent la diminution des ſucs, ſont des alimens indigeſtes, des alimens qui ont peu de ſucs, le manque d'alimens & de boiſſons pendant long-tems, les grandes chaleurs, trop de travail de corps ou d'eſprit, des exercices trop forts & trop continués, les veilles, les paſſions dont on s'occupe continuellement.

La diminution des ſucs de l'eſtomac **180** a beaucoup d'autres cauſes. Tantôt elle eſt produite par de violentes douleurs de goutte ou de rhumatiſme, ou par les démangeaiſons ou inſomnies que cauſent la gale & les dartres, par les douleurs du calcul de la veſſie, ou les douleurs du cancer, ou par des coliques néphrétiques; tantôt elle eſt produite par de grandes inflammations, par des fiévres ardentes; tantôt elle elle eſt cauſée par des vomiſſemens abondans & fréquens, des grandes diarrhées, des violentes hémorragies, des pertes utérines, longues & abondantes, des flux immodérés d'urines, des ſueurs continuelles, par le maraſme; tantôt elle eſt cauſée par l'obſtruction de l'organe ſecrétoire des ſucs de l'eſtomac; d'autres fois, la diminution des ſucs de l'eſtomac eſt produite par dés cauſes externes qui donnent lieu à des plaies, des contuſions, des fractures & luxations, ſuivies d'inflammations & de grandes douleurs. Lorſque ces maladies ſont à un point conſidérable, la faim eſt entiérement abolie.

181   La faim diminue 2°, lorſque les ſucs de l'eſtomac ſont trop épais. Les ſignes qui accompagnent cette eſpèce de diminution de l'appétit, ſont la bouche plus ou moins pâteuſe & plus ou moins déſagréable; la langue plus ou moins chargée, tous les matins, & le malade dit que ſa ſalive eſt épaiſſe.

182   Les abus & mauvaiſes qualités des

fix chofes non-naturelles qui caufent l'épaiffiffement des fucs de l'eftomac, font des alimens groffiers qui ne peuvent être convertis en fucs très-fins & très-fluides ; une trop grande quantité d'alimens qui produifant trop de fucs qui par leur furabondance, rempliffent trop les vaiffeaux fecrétoires & en diminuent le ton & l'action, au point que les fucs gaftriques ne peuvent être fuffifamment atténués & acquérir la confiftance convenable. Le défaut de boiffon, la vie fédentaire, l'excès de fommeil & la triffeffe donnent auffi très-fouvent lieu à l'épaiffiffement des fucs de l'eftomac.

L'épaiffiffement des fucs de l'efto- 183 mac eft encore très-fouvent produit par le virus vénérien & le fcrophuleux, & par des maladies compofées telles que les fièvres putrides & malignes, les fièvres intermittentes ; par des obftructions du foie, du pancréas, de la rate, de l'organe fecrétoire des fucs de l'eftomac, des glandes du méfentère ; par des fuppreffions de règles, de lochies, d'excrétions glaireufes, habituelles, périodiques ou erratiques; par des métaftafes du lait, par des catarres, par des médicamens adminiftrés à contre-temps, & par des drogues vénéneufes,

&c. très-ſouvent auſſi , cet épaiſſiſſement eſt cauſé par des maladies compliquées.

184 La faim diminue 3°, lorſque les
ſucs de l'eſtomac ſont trop aqueux, inſipides & trop peu chargés de parties
ſalines. Les ſignes qui accompagnent
cette eſpèce de diminution de l'appétit,
ſont la bouche remplie d'eaux fades,
le crachotement fréquent de ſalive fade , les nauſées d'eaux inſipides.

185 Les abus & mauvaiſes qualités des
ſix choſes non – naturelles qui cauſent
l'inſipidité des ſucs de l'eſtomac ſont
les excès de boiſſon , d'eau , d'orgeat,
limonade ; les excès de fruits aqueux
tels que fraiſes , ceriſes , pêches , melons , concombres, citrouilles ; la vie
ſédentaire & oiſeuſe, l'apathie, l'air
humide & froid, l'habitation dans des
lieux humides.

186 Les maladies compoſées & compliquées qui cauſent l'inſipidité des ſucs
de l'eſtomac ſont la plupart de celles
qui ſont produites par des obſtructions,
par la ſuppreſſion de la tranſpiration
inſenſible , & d'autres excrétions , par
la ſurabondance des ſéroſités, telles que
toutes les eſpèces d'hydropiſies.

187 La faim diminue 4°, lorſque les

fucs de l'eftomac font trop âcres. Les
fignes qui accompagnent cette efpèce
de diminution d'appétit font : la bouche
chaude , fur-tout le matin au réveil ,
la falive âcre , des chaleurs & des gonflemens dans l'eftomac ; des rots, des
vents & borborygmes : la langue eft
nette , mais d'un rouge brun.

Les abus & les mauvaifes qualités des 188
fix chofes non-naturelles qui caufent
l'âcreté des fucs de l'eftomac font : les
excès d'alimens très-affaifonnés , de liqueurs fpiritueufes , de café , de truffes,
champignons, &c; les excès de Vénus , de travail , de veilles ; les climats
trop chauds & les paffions ardentes d'a-
mour, d'ambition , de cupidité des ri-
cheffes, & de defirs de vengeance.

L'âcreté des fucs de l'eftomac eft 189
encore caufée par le virus goutteux,
le dartreux, le rhumatifmal , le cancereux ; le galeux ; par la bile qui reflue dans le fang , comme on le voit
dans l'ictère ; par les urines qui refluent
dans le fang , comme il arrive quelquefois dans les grands embarras des voies
urinaires ; par des matières purulentes
qui paffent dans le fang ; par des fu-
preffions d'hémorroïdes, de règles, de
fleurs blanches. Les fucs de l'eftomac

ſouillés par ces humeurs étrangères, irritent trop violemment les fibres nerveuſes; d'où s'enſuivent les ſpaſmes de ce viſcère, les chaleurs, les rots, les vomiſſemens, & en conſéquence la diminution & même l'abolition de l'appétit. L'âcreté des ſucs eſt encore cauſée par l'abus de médicamens âcres & par des drogues vénéneuſes.

190   La faim diminue 5°, lorſque les fibres de l'eſtomac ſont atteintes d'un commencement de paralyſie ; cette eſpèce de diminution d'appétit n'a point d'autres ſignes extérieurs que les impreſſions de paralyſie qui ſe manifeſtent ou à la face ou ſur les membres ; mais lorſqu'on n'apperçoit aucune impreſſion de paralyſie à l'extérieur, on ne peut diſtinguer cette eſpèce de diminution de la faim, des eſpèces de diminutions (178, 181, 184 & 187), qu'en ſe rappellant toutes les cauſes qui donnent lieu à ces quatre premières eſpèces des léſions de la faim. Si dans un malade atteint de diminution ou abolition de l'appétit, on ne découvre aucun ſigne de maladie ni aucune des cauſes qui produiſent les quatre premières eſpèces de léſions de la faim, on aura lieu de juger que cette cin-

quième eſpèce eſt cauſée par la paralyſie de l'eſtomac.

On a vu (180) que la diminution
ou abolition de la faim peut être cauſée par l'obſtruction de l'organe ſecrétoire des ſucs de l'eſtomac ; & cette
eſpèce de léſion de la faim, n'a ſouvent pas plus de ſignes extérieurs que
la léſion de la faim cauſée par la paralyſie. L'erreur que pourroit commettre
le Médecin en prenant l'une de ces
deux cauſes pour l'autre, ne ſauroit
être préjudiciable au malade, parce
que ces deux cauſes exigent, dans leurs
commencemens, le même traitement ;
& dans le cours du traitement, le Médecin ſera en état de voir la véritable
cauſe.

La faim eſt dépravée lorſqu'on de- **191**
ſire & qu'on n'a de l'appétit que pour
des mets inuſités, déſagréables au goût
de tout le monde, & ſouvent abſurdes ;
comme on l'obſerve dans les pâles cou-
leurs, dans les groſſeſſes, dans les mélancoliques & hyſtériques qui déſirent
& mangent avec avidité les fruits les
plus verts, des herbes, des écorces,
des feuilles, du charbon, de la craie,
du plâtre, &c. Ces dépravations de la
faim ſont toujours produites par les

mêmes cauſes, & ſe guériſſent par les mêmes moyens que les dépravations du goût (170).

192 Du détail que nous venons de faire des eſpèces de diminutions ou abolitions de la faim, il s'enſuit que ces eſpèces de léſions ſont tantôt des maladies ſimples (43), & que tantôt elles ſont des parties de maladies compoſées (44, 45 & 46) ou compliquées (49). Elles ſont maladies ſimples lorſqu'elles ſont cauſées par les abus ou mauvaiſes qualités des ſix choſes non-naturelles (179, 182, 185 & 188.) Elles ſont parties de maladies compoſées lorſqu'elles ſont jointes à des léſions notables de quelques autres fonctions ; & elles ſont parties de maladies compliquées lorſqu'elles ſont jointes à des léſions d'autres fonctions & à des virus, ou à des impreſſions de cauſes externes.

193 Lorſque les léſions de la faim ſont jointes à des léſions de fonctions principales & à des virus, & à des impreſſions de cauſes externes, & que ces maladies ont précédé les léſions de la faim ; ce ſont ordinairement ces léſions de fonctions principales, ou les virus ou les cauſes externes qui produiſent les léſions de la faim, qui alors ne

ſont

ſont que des effets ou ſymptômes. Dans tous ces cas, le Médecin ne doit nullement s'occuper qu'à remédier aux léſions de la faim; il feroit très-dangereux de travailler à exciter la faim par des ſtomachiques ou par des mets rares & délicieux, avant d'avoir détruit les cauſes de ces léſions; parce que cette faim factice détermineroit à prendre des alimens dont l'uſage augmenteroit les léſions principales qui ſont cauſes de la maladie, ou retarderoit, tout au moins, la guériſon, & le plus ſouvent, l'empêcheroit.

Lorſqu'on réuſſira à rétablir les fonctions principales dont les léſions cauſoient la diminution ou l'abolition de la faim, l'appétit ſe rétablira ſans le ſecours de remèdes qui ſoient appropriés aux léſions de la faim; & dans preſque toutes les maladies qui ſe terminent par la guériſon, quoique la faim ait été abolie dans le commencement & dans une partie du cours de la maladie; on voit preſque toujours que ſans aucuns remèdes appropriés au retour de l'appétit, il devient très-vif aux approches de la guériſon, & avant le temps où l'on puiſſe permettre au malade, l'uſage des alimens ſolides.

194   Le jeune Médecin doit pour règle générale à l'égard des léſions de la faim dans les maladies compoſées & compliquées, obſerver le procédé ſuivant: 1°, dans les maladies compoſées aiguës, dans leſquelles la diminution ou l'abolition de la faim a été précédée & eſt accompagnée de léſions conſidérables des fonctions principales, le Médecin doit faire abſtenir le malade de tout aliment ſolide, & il ne doit s'informer de l'état de la faim, que pour avoir toujours ſous les yeux l'état de toutes les fonctions, & pour être à même d'en ſuivre les divers degrés d'altération & les divers degrés d'amélioration.

Il arrive ſouvent que dans le cours d'une maladie aiguë, le malade demande des remèdes pour rétablir ſon appétit; croyant que s'il mangeoit, il ſeroit mieux, & reprendroit des forces; d'autres fois ſur les fins d'une maladie aiguë, le malade a un appétit très-vif, il eſt plus tourmenté par la faim, que par les reliquats de ſa maladie; en conſéquence il demande avec ardeur, les alimens ſolides; le Médecin doit être inexorable; il doit refuſer dans les maladies compoſées aiguës les médicamens que le malade deſire pour exciter ſon appétit ; & quoique l'appétit ſoit ſouvent très- vif , aux approches de la guériſon des maladies aiguës , le Médecin ne doit permettre les alimens ſolides , que lorſque tous les ſymptômes de la maladie compoſée aiguë , ſont totalement diſſipés.

2°. Dans les maladies compoſées chroniques , dans leſquelles les léſions de la faim ont été précédées & ſont accompagnées de léſions de fonctions principales , il faut que le Médecin examine ſi la maladie eſt ſuſceptible de guériſon , ou ſi elle eſt incurable.

Si la maladie compoſée chronique eſt incurable , ſi la faim eſt totalement abolie , ſi les forces ſont épuiſées ; il faut ſoutenir le malade par des bouillons , des conſommés , & des gelées de viande ; il faut bien ſe garder de donner des ſtomachiques qui accéléreroient la perte du malade. Si dans le cours d'une maladie compoſée chronique incurable , l'appétit ſe perd totalement , par quelqu'imprudence du malade , ou par quelqu'accident étranger à la maladie ; il faut interdire les alimens ſolides ; permettre , ſi le malade eſt très-foible , les bons bouillons , les consommés & gelées de viande ; & employer les remèdes contre l'espèce de cause qui produit l'abolition de la faim. Dès que l'appétit commence à paroître, on donnera peu-à-peu les alimens solides qui sont prescrits dans la classe à laquelle se rapporte la maladie composée chronique qui a lieu. Si le Médecin juge que la maladie composée chronique est susceptible de guérison, & si l'abolition de la faim qui y est jointe est l'effet de l'imprudence, ou d'un accident étranger à la maladie, le Médecin se hâtera de remédier à l'abolition de la faim ; mais si l'abolition de la faim est l'effet de la lésion d'une fonction principale ; le Médecin ordonnera, si les forces du malade ne sont pas épuisées, la diète ténue, & ne s'occupera qu'à remédier à la lésion de la fonction principale ; & quoique l'appétit commence à se rétablir à mesure que la lésion de la fonction principale diminuera, le Médecin ne commencera à permettre peu-à-peu les alimens solides prescrits dans la classe de cette maladie chronique, que lorsque l'appétit sera extrêmement vif.

3°. Dans les maladies composées chroniques, s'il n'y a que diminution de la faim, & ſi cette diminution eſt venue peu-à-peu, & ſi ce ſont quelques abus des ſix choſes non-naturelles, ou l'inexactitude pour le régime, qui ont cauſé cette diminution, on rétablira l'appétit ordinaire, par le bon uſage des ſix choſes non-naturelles & par l'exactitude au régime; mais ſi cette diminution, qui eſt venue peu-à-peu, eſt l'effet d'une léſion principale; il faut diminuer les alimens ſolides & même les ſupprimer en entier, ſi le malade a des forces; juſqu'à ce que la léſion de la fonction principale ſoit diminuée. Si le malade eſt épuiſé; malgré la diminution de la faim, on lui permettra les alimens de ſon régime, à la quantité à laquelle il pourra les prendre, ſans répugnance : il faut bien ſe garder d'employer les ſtomachiques dans le cas où cette diminution de la faim eſt venue peu-à-peu, par l'augmentation d'une léſion principale; il faut ne s'occuper qu'à empêcher les progrès de la léſion principale, & attendre que l'appétit ordinaire renaiſſe d'un meilleur état de la fonction principale.

4°. Dans les Maladies cauſées par des virus, ſi la faim eſt diminuée ou abolie pendant que l'action de ces virus ſe manifeſte violemment à l'habitude du corps ; alors la diminution ou abolition de la faim n'a lieu que par la léſion du ſens univerſel, d'où réſultent les vives douleurs, l'inſomnie & la fièvre. Dans ce cas le Médecin ne doit s'occuper de la léſion de la faim, que pour interdire tous les alimens ſolides qui ſont très-nuiſibles dans ces circonſtances, & il doit travailler à détruire l'action des virus, par les remèdes preſcrits dans la claſſe des virus, & à mitiger & diſſiper la léſion du ſens univerſel, par les moyens preſcrits dans la claſſe des léſions de ce ſens. Si la diminution ou abolition de la faim a lieu dans une perſonne ſujette à un virus erratique ou périodique, & ſi l'action de ce virus ne ſe manifeſte que très-foiblement ou point du tout à l'habitude du corps ; ſi le Médecin ne découvre aucune autre léſion que celle de la faim, s'il découvre qu'il n'y a point eu d'abus des ſix choſes non-naturelles, s'il découvre que de toutes les cauſes des léſions de la faim qui ont été aſſignées (180, 183, 186 & 189), il n'en eſt aucune dont on puiſſe préſumer l'exiſtence, excepté la métaſtaſe d'un virus ; le Médecin doit juger que dans cette

perfonne, c'eft le virus qui s'eft porté
fur l'eftomac, qui caufe la diminution
de la faim ; dans ce cas le Médecin doit
fe hâter d'attirer ce virus à l'habitude
du corps par les remèdes qui font prefcrits dans la claffe des virus ; enfuite
ayant reconnu l'efpèce de léfion de la
faim qui a lieu, il emploira les remèdes que nous prefcrivons ci-après contre cette efpèce de léfion; il continuera,
en même-temps, les remèdes appropriés
au virus; en fatisfaifant aux indications
& contre-indications de la manière ex-
pliquée dans le plan général de traitement (71) & dans le traité fommaire
de Thérapeutique (137 & fuiv.).
Lorfque les léfions de la faim font jointes aux maladies compofées produites
par des léfions de digeftion (ce qui eft
très - ordinaire) on trouvera dans la
cinquième claffe, fection VI, le traitement qui convient aux efpèces de
maladies produites par des fucs épais &
groffiers; & on trouvera dans cette
cinquième claffe, fection VII, le traitement des efpèces de maladies compofées caufées par des fucs âcres.

Lorfque les léfions de la faim qui
font parties des maladies compofées
de la cinquième claffe, font compli-

quées avec des virus & des cauſes externes; on trouvera dans les ſections
VI & VII de la cinquième claſſe, les
principes du traitement qui convient
à ces maladies compliquées.

195   Les jeunes Médecins doivent d'autant moins ſe laiſſer ébranler, par la
prévention que le vulgaire a contre la
diète ténue; que l'expérience & l'obſervation prouvent que dans les maladies,
l'homme, à tout âge, peut ſupporter ſans
danger pendant quatre, cinq & ſix mois
& plus, la privation de tous alimens ſolides, pourvu qu'il boive beaucoup de
tiſane délayante & adouciſſante, &
quelques légers bouillons, & qu'il ſe
tienne en repos. Ces longues diètes
ténues ſont d'autant plus indiſpenſa-
bles, que dans les maladies contre leſquelles on les emploie, les organes
ne ſont pas diſpoſés pour faire un bon
chyle & pour faire les ſecrétions, &
pour la nutrition ; par conſéquent les
alimens, loin de fortifier & nourrir, ne
feroient qu'engorger les vaiſſeaux, les
charger & les affoiblir, & ils ne pourroient qu'augmenter la quantité des
mauvais ſucs, & ajouter à la mauvaiſe
qualité des fluides.

196   Lorſque la diminution ou abolition

de la faim n'a pas été précédée, &
qu'elle n'eft pas accompagnée par d'autres léfions, ou qu'elle n'eft jointe qu'à
de légères léfions du goût, ou à un
léger figne de léfion de la digeftion ;
par exemple, la bouche un peu pâteufe & défagréable, la langue un peu
chargée tous les matins ; on doit regarder la diminution ou abolition de la
faim comme une maladie fimple (43)
capable de produire beaucoup d'autres maladies. La diminution de la faim,
quoiqu'elle ne foit jointe à aucune autre
léfion, demande d'autant plus d'attention, que fi le malade continue à fe
faire effort pour manger, à peu près,
à fon ordinaire, ou s'il cherche à exciter fon appétit, par des mets plus
rares & plus délicieux, ou par des ftomachiques, ou par des liqueurs fpiritueufes ; bientôt la digeftion fera léfée gra-
vement ; d'où réfulteront des embarras
dans les vifcères, les léfions des fécrétions, la fiévre, l'inflammation, &c.
Si la faim étant totalement abolie ;
quoique le malade n'éprouve aucune
autre indifpofition, s'il ne peut prendre aucune efpèce d'alimens ; les folides ne feront plus réparés, ils fe
defsècheront, les fluides déviendront

acrimonieux & se dissoudront ; de là une foule de maladies graves. En conséquence, on ne sauroit trop se hâter de travailler à dissiper la diminution & l'abolition de la faim , même dans les cas où ces lésions sont uniques.

197   Lorsque la diminution ou abolition de la faim sont des maladies simples, il faut avant d'entreprendre d'y remédier , en connoître les causes qui ne se découvrent pas toujours dans le premier examen ; mais quoique ces causes ne se manifestent pas toujours au premier abord , il y a un remède qui convient à toutes les espèces de diminution ou abolition de la faim , qui ne sont pas jointes à la grande foiblesse & au grand épuisement ; c'est la diète ténue qui consiste en la boisson abondante d'une tisane délayante, telle que celles n° 1 & n° 2 & dans la privation de toute espèce d'alimens solides & liquides. Il faut donc que le malade commence par employer la diète ténue , qu'il évite toute occupation pénible , qu'il ait soin d'entretenir la transpiration insensible.

    Il y a d'autant moins d'inconvénient à continuer la diète ténue jusqu'à ce que la cause de la diminution de la faim

ſoit connue, que ſouvent ce ſeul remède rétablit l'appétit ; mais il ne
faut pas permettre des alimens à ſa
première apparition , il faut attendre
qu'il ſoit très vif ; alors il faut commencer à donner des bouillons légers ,
de quatre en quatre heures ; enſuite
des potages , & peu à peu des alimens
plus ſolides ; obſervant de ne jamais
ſatisfaire l'appétit , mais ſeulement de
donner aſſez d'alimens pour empêcher
la ſouffrance de la grande faim.

Si l'appétit ne ſe rétablit pas par la 198
diéte ténue, le Médecin ayant continué à viſiter, interroger , & examiner
attentivement le malade ; il découvrira
les vraies cauſes de la diminution ou
abolition de la faim par les ſignes ſuivans.

1°. Si un malade qui n'a point d'appétit, a la langue sèche & nette ; s'il
ſe plaint d'avoir la bouche sèche, peu
de ſalive ; le Médecin a lieu de juger que
les ſucs digeſtifs ne ſont pas en quantité ſuffiſante (178), & il eſt confirmé dans
ſon jugement, s'il apprend du malade,
que, depuis quelque temps, il fait des
excès d'alimens indigeſtes, d'alimens qui
n'ont preſque point de ſucs ; ſi depuis
long-temps, il ne prend que très-peu d'a-
limens & de boiſſons alimenteuſes ; s'il

B 6

abuſe de quelques autres des choſes non-
naturelles (179); dans ce cas , il faut
que le malade ſuſpende ſes travaux de
corps & d'eſprit & ſes exercices ; qu'il
prenne , chaque jour , quatre bouillons
legers & adouciſſans , tels que ceux de
veau & de poulet ; qu'il boive abondamment & alternativement de la ti-
ſanne n° 1 , & de l'eau de veau n° 14 ;
qu'il prenne chaque jour des bouillons
un peu plus nourriſſans. Dès que l'appétit ſera bien décidé ; qu'il prenne ,
peu à peu , des alimens ſolides , qu'il
commence par ceux qui ſont les plus
faciles , à digérer , tels que les ſoupes ,
les œufs frais , enſuite du poulet ou
bouilli ou rôti ; qu'il mange très-peu ,
à chaque fois ; qu'il faſſe quatre ou
cinq petits repas, dans vingt-quatre heures. Si l'appétit ne ſe rétablit pas par
ces remèdes , la diminution ou abolition de la faim n'eſt plus une maladie
ſimple , elle eſt alors l'effet de quelques-unes des maladies (180) ; il faut
rapporter la maladie à ſa claſſe , &
faire les remèdes qui y ſont preſcrits.

2°. Si tous les matins , le malade a la
langue un peu chargée , la bouche un
peu pâteuſe & déſagréable, s'il ſe plaint
d'avoir la ſalive épaiſſe ; le Médecin

juge que les fucs de l'eftomac font trop épais , & cela eft prouvé par ce que le malade déclare qu'il fe nourriffoit d'alimens groffiers , de pâtifferies, de chair de cochon , de viande noire , de légumes farineux , préparés avec beaucoup de beurre , d'alimens trop fucculens ; qu'il mangeoit beaucoup & buvoit peu , qu'il menoit une vie fédentaire , qu'il n'étoit occupé d'aucun foin , qu'il dormoit beaucoup , qu'il étoit ennuyé ; alors il faut que le malade obferve la diète ténue (197) , qu'il boive toutes les demi-heures de l'une des tifanes des n°ˢ 7 , 8 ou 9 ; qu'après deux jours de ce lavage , il prenne le matin quatre grains de tartre ftibié , diffous dans douze onces d'eau , partagées en dofes égales : on donnera les trois dofes , d'heure en heure , fi le malade ne vomit pas après l'une des dofes ; mais s'il vomit après l'une des dofes , immédiatement après qu'il aura vomi , il boira trois verres d'eau tiède dans l'efpace d'un quart-d'heure : toutes les fois que le vomiffement recommencera , le malade recommencera à boire trois verres d'eau tiède dans l'efpace d'un quart-d'heure. Lorfque le malade aura été une heure fans vo-

mir , il prendra une autre de ces doſes d'émétique ; à moins qu'il ne vo-
miſſe abondamment après la première
ou ſeconde doſe , ou qu'il ne ſoit
très-fatigué , ou qu'il n'éprouve quelques ſpaſmes ou mouvemens convulſifs;
il prendra les trois doſes dans la matinée aux heures dites. Une heure après
la troiſième doſe , il commencera à
boire de la tiſane , & il continuera
tout le reſte de la journée à en boire
toutes les demi-heures ; s'il vomit dans
le cours de l'uſage de la tiſane ; immédiatement après chaque vomiſſement , il boira trois verres d'eau tiède
dans un quart-d'heure. Si le malade
éprouve des grandes évacuations , par
haut & par bas, après la première doſe
d'émétique; il n'en prendra pas les autres
doſes ; ſi les deux premières doſes d'émétique ont produit des évacuations très-
abondantes par haut & par bas , le malade ne prendra pas la troiſième doſe.

Si le malade ne vomit pas après l'une
des doſes d'émétique , il prendra les
trois doſes, d'heure en heure, ſans boire
dans l'intervalle de deux doſes ; mais
une heure après la troiſième doſe , il
boira trois verres d'eau tiède , dans un
quart-d'heure ; enſuite il boira pendant

deux heures , tous les quart-d'heures , un verre d'eau tiède. S'il furvient des vomiffemens , il boira après chaque vomiffement , trois verres d'eau tiède , dans un quart-d'heure. Après que le malade aura bu, tous les quarts-d'heure, pendant deux heures , il boira tout le refte de la journée, une taffe de tifane , toutes les demi-heures.

Le lendemain de l'émétique, le malade fera purgé avec la potion n° 94, ou avec le bol purgatif (138). Une heure après que le malade aura pris la potion ou le bol, il commencera à boire de l'une des tifanes ci-deffus, & en boira , toutes les demi-heures, tout le refte de la journée. Le furlendemain de cette purgation avec la potion ou le bol , le malade fera purgé une feconde fois avec l'un de ces purgatifs. On préfèrera la potion ; mais fi le malade a beaucoup de répugnance pour la potion, il prendra le bol, & il boira après ce fecond purgatif, comme il eft dit pour le premier.

Le lendemain de la feconde purgation, le malade prendra matin & foir le bouillon n° 73 ; on retranchera le fel de Glauber du bouillon du foir; il continuera ces bouillons médicamenteux, matin & soir, pendant douze jours ; pendant l'usage de ces bouillons, le malade sera purgé, tous les quatre jours, avec la potion ou le bol ci-dessus : le jour des purgations on retranchera le bouillon médicamenteux du matin. Pendant l'usage de ces bouillons, le malade continuera à boire la tisane, toutes les demi-heures ; pendant l'usage des bouillons médicamenteux, si le malade desire boire du bouillon ordinaire, on lui en donnera un, quatre heures après le bouillon médicamenteux, & on lui en donnera un second quatre à cinq heures après le premier : que ces bouillons soient très-légers. S'il n'y a aucun indice du retour de l'appétit, pendant l'usage de ces bouillons médicamenteux, le malade prendra matin & soir, dans la première cuillerée du bouillon médicamenteux, deux pilules n° 150. Après l'usage de ces bouillons & pilules, si l'appétit n'est pas rétabli ; le malade prendra tous les jours, dans la matinée deux pintes d'eau minérale, telle que celle de Forges ou de Passy non épurée ; il continuera l'usage de ces eaux pendant quinze jours ou trois semaines. Pendant l'usage des eaux, il

prendra deux ou trois bouillons légers,
dans 24 heures, & continuera à boire
de la tifane dans la foirée.

Si après l'ufage des eaux, l'appétit
n'eft pas rétabli, le malade recommencera l'ufage des bouillons & des pilules
ci-deffus, & fera purgé, tous les quatre
jours.

Lorfque dans le cours de ces remèdes, l'appétit fe manifeftera; il ne faudra
rien changer au remède, le premier &
le fecond jour du retour de l'appétit ;
mais ces premier & fecond jours, on
donnera un bouillon léger, toutes les
quatre heures ; & le troifième jour, fi
l'appétit a toujours été en augmentant,
fi le malade n'a plus la bouche pâteufe
& défagréable, fi la langue n'eft plus
chargée, fi la falive n'eft plus épaiffe ;
on lui donnera une petite foupe, en
fus des bouillons ; le fecond jour, deux
petites foupes ; le troifième jour, trois
petites foupes ; le quatrième jour,
quatre foupes ; le cinquième jour,
un œuf frais avec des mouillettes, en
fus des petites foupes ; le fixième jour,
une aîle de poulet ; enfuite il fe mettra
peu à peu à la manière de vivre ordinaire ; il fera environ un mois pour
y parvenir ; & il aura foin par la fuite

de s'abstenir des abus des six choses non-naturelles, auxquelles il s'étoit livré avant son inappétence. Dès le jour que le convalescent mangera une soupe; il s'abstiendra de tout remède, & ne boira de la tisane qu'à sa soif.

Si l'appétit ne se rétablit pas, par ces remèdes, la lésion de la faim ne sera pas une maladie simple, elle sera produite par une des maladies (183), ou par la paralysie; il faudra avoir recours à la classe qui prescrit le traitement de celle de ces maladies composées qu'on aura reconnu avoir lieu.

3°. Si le malade se plaint d'avoir la bouche remplie d'eau fade, de nausées insipides, & d'être obligé de cracher à tout moment des eaux fades (184); le Médecin juge que les sucs de l'estomac sont trop abondans & trop peu chargés de sel; il reconnoît que cette mauvaise qualité des sucs est produite par des alimens insipides, par des excès de fruits trop aqueux, tels que les fraises, les cerises, les pêches, melons & herbages; par des excès de boissons d'eau, de limonade, d'orgeat, & par la tristesse & la vie oiseuse, & par l'habitation dans les lieux humides & froids qui diminuent la transpiration.

Dans cette efpèce de diminution ou d'abolition de la faim , il faut que le malade s'abftienne de tous alimens & même de bouillons ; qu'il boive , toutes les demi-heures un verre de la tifane diurétique , n° 21 , & il continuera cette tifane pendant trois jours ; enfuite il boira auffi pendant trois jours , toutes les demi-heures , de la tifane fudorifique , n° 38 ; enfuite on continuera celle des deux tifanes qui aura évacué le plus de férofités ; favoir , on continuera la tifane diurétique , fi elle fait beaucoup uriner , & on continuera la tifane fudorifique , fi elle fait beaucoup fuer ; & on fupprimera celle des deux tifanes qui n'aura pas produit fon effet ordinaire. Les jours que le malade prendra de la tifane fudorifique , il gardera le lit , ou fera vêtu chaudement , & reftera près du feu ; il boira toujours fa tifane un peu chaude. Le malade fera purgé , tous les trois jours, avec le bol n° 138 ; fi ce bol ne purge pas abondamment , on y ajoutera quinze grains de poudre cornachine.

Dans le cours de ce traitement , dès que l'appétit commencera à fe manifefter , on commencera à donner un ou deux bouillons par jour ; enfuite on augmentera le nombre des bouillons, & on procédera, pour donner des alimens, de la manière prescrite dans l'article précédent. Lorsque l'appétit sera rétabli, on ordonnera au malade d'éviter les abus des six choses non-naturelles qui avoient donné lieu à sa maladie.

Si l'appétit ne se rétablit pas par ces remèdes continués pendant quinze jours ou trois semaines, la diminution ou abolition de la faim est un symptôme de l'une des maladies (186), il faudra suivre le traitement prescrit dans la classe à laquelle cette maladie se rapporte.

4°. Si le malade se plaint d'avoir la bouche séche & chaude, la salive âcre, d'avoir soif, des chaleurs & gonflemens d'estomac, des rôts, des vents & des borborygmes, s'il a la langue nette, mais d'un rouge brun (187); le Médecin voit que les sucs de l'estomac sont trop âcres, qu'ils irritent si fortement les fibres nerveuses de ce viscère, qu'ils y occasionnent des mouvemens convulsifs qui diminuent & détruisent l'appétit. Cette espèce de diminution ou abolition de la faim, est causée par les excès d'alimens très-assaisonnés & âcres, par les excès de travaux & de veilles, par les excès de Vénus, ou

par les paffions ardentes d'amour, d'ambition, de cupidité & de vengeance. Il
faut que le malade fe tienne en repos ;
qu'il s'abftienne de toute occupation
qui demande une attention foutenue ;
qu'il prenne affez d'empire fur fes
paffions, pour qu'il y penfe le moins
qu'il fera poffible, qu'il ait une com-
pagnie qui l'amufe, par des jeux, des
propos gais, agréables & variés ; qu'il
fe promene à cheval ou en voiture, &
qu'il commence par s'abftenir de tous
alimens folides ; il prendra toutes les
quatre heures un bouillon de poulet ;
il boira alternativement, toutes les
demi-heures, de la limonade légère,
de l'eau de grofeille, ou de l'oxycrat,
ou de l'eau avec un peu de fyrop de
vinaigre. S'il a le pouls dur & plein,
il fera faigné du bras ; on réitérera la
faignée jufqu'à ce que le pouls foit fou-
ple ; il prendra les bains tiédes matin & foir. Après fept ou huit jours
d'ufage de ces tifanes aigrelettes, le
malade fera purgé avec deux onces de
manne dans fix onces de petit lait ; une
heure après qu'il aura pris la manne,
il commencera à boire alternativement
du petit lait n° 17, & de l'eau de
veau n° 14, & il boira toutes les

demi-heures ; il continuera ainſi l'uſage alternatif du petit lait & de l'eau de veau , pendant une quinzaine de jours ; il continuera auſſi les bains pendant l'uſage du petit lait. Si pendant le cours de ces remèdes , l'appétit ſe manifeſte, & qu'il s'accroiſſe pendant deux ou trois jours au point d'être fort vif ; dès le troiſième jour , on mettra une cuillerée de crême de riz dans un de ſes bouillons ; le jour ſuivant , on mettra de la crême de riz dans deux bouillons ; le troiſième jour , de la crême de riz dans trois bouillons ; le quatrième jour , de la crême de riz dans quatre bouillons : les jours ſuivans , on augmentera chaque jour la quantité de la crême de riz ; enſuite le malade ſe nourrira pendant une douzaine de jours de farineux , tels que riz, ſemouille, vermicelle & gruau. Si l'appétit eſt aſſez vif pour cauſer de la ſouffrance , le malade pourra manger à dîner un œuf frais avec des mouillettes , ou un petit morceau de poiſſon cuit à l'eau ou grillé , avec un peu de pain , & il boira de l'eau à ce repas.

Dès que le malade aura pris des crêmés de riz pendant quatre ou cinq jours, il ceſſera le petit lait , & il ne boira

que de l'eau de veau & ſeulement, toutes les heures. Lorſque le malade ſera en
état de manger un œuf frais, il ceſſera
l'eau de veau & ne boira plus que lorſqu'il aura ſoif, & ſeulement de l'eau.

Cette eſpèce de léſion ayant été
produite par des excès qui ont continué pendant long-temps ; quoique
l'appétit ſe rétabliſſe très-bien, il faudra que le convaleſcent faſſe uſage du
lait d'âneſſe pendant un mois, matin
& ſoir ; qu'enſuite il prenne du lait
de vache, pendant quatre à cinq mois,
& que pendant l'uſage de ces laits, il ſe
nourriſſe de farineux, d'œufs frais, de
poiſſons cuits à l'eau, & de volaille bouillie ou rôtie.

Si l'uſage, pendant quelque temps, de
ces remèdes appropriés contre l'âcreté
des ſucs de l'eſtomac, ne détruit pas
cette eſpèce de diminution ou abolition de la faim ; le Médecin doit juger
que l'une des cauſes (189) produit
cette léſion de la faim ; en conſéquence, il doit travailler à diſtinguer
la cauſe ; & enſuite rapporter la maladie qui ſera alors ou compoſée ou compliquée, aux claſſes auxquelles elle
appartient.

5°. Si la faim eſt notablement diminuée ou abolie , ſans qu'il y ait aucun des ſignes rapportés dans les quatre articles précédens ; il n'eſt pas facile de connoître promptement les cauſes de cette cinquième eſpèce de léſion de la faim ; mais lorſqu'après un examen bien complet , on ſe fera aſſuré que cette léſion n'a été précédée d'aucun abus apparent des ſix choſes non-naturelles ; qu'il n'exiſte aucune maladie apparente ; & qu'il n'y a jamais eu aucune impreſſion de virus héréditaire ou contraſté , qui puiſſe cauſer cette léſion de la faim ; le Médecin aura lieu de juger que cette léſion ne peut être cauſée que par de grands chagrins ou de grandes paſſions que le malade cache , ou par une diminution de ſenſibilité des fibres nerveuſes , ou par l'obſtruction de l'organe ſecrétoire des ſucs de l'eſtomac. Si le Médecin découvre , par l'aveu du malade , des grands chagrins , des paſſions violentes qu'il veut cacher ; il ordonnera la diſſipapation , la diverſion , les compagnies agréables & amuſantes , les voyages , l'exercice à cheval & en voiture , les bains tièdes , l'eau de poulet , l'eau de veau , les bouillons adouciſſans , les gelées de viandes , les crêmes de riz ,

de

de gruau & autres farineux légers ; il aura ſoin que le ſommeil ne ſoit pas empêché par les déſordres de l'imagination, & s'il voit que le malade n'ait pas aſſez d'empire ſur ſon imagination, il donnera tous les ſoirs le julep n° 121 A ou n° 121 B, ou le julep 122, ou l'émulſion n° 124, & de temps en temps, on augmentera la doſe des gouttes anodines, d'une ou deux gouttes.

Si le Médecin ne découvre aucun chagrin, ni aucune paſſion violente, il conclura que cette léſion de la faim eſt cauſée, ou par un commencement de paralyſie ou par l'obſtruction de l'organe ſecrétoire. Quoiqu'il ne puiſſe pas diſtinguer d'abord quelle eſt celle de ces deux cauſes qui a lieu ; ce doute n'a aucun inconvénient, & il ſera bientôt éclairci. Les premiers remèdes indiqués pour ces deux cauſes ſont la diète & l'émétique ; le Médecin ordonnera l'émétique de la manière preſcrite ci-deſſus, article 2. Si l'émétique produit ſon effet ordinaire, le Médecin ſera aſſuré que les fibres nerveuſes ſont douées de ſenſibilité, & il tirera la conſéquence, que c'eſt l'organe ſecrétoire qui eſt obſtrué, & dès-lors il rapportera la maladie à la claſſe des léſions des ſecrétions, où il trouvera le traitement des obſtructions. Si l'émétique ne produit aucun effet, non plus que la potion purgative qui ſera ordonnée le lendemain, le Médecin ne doutera pas que la paralyſie des fibres nerveuſes de l'eſtomac a lieu ; il rapportera la maladie à la claſſe des léſions de l'action muſculaire, dans laquelle il trouvera le traitement de la paralyſie.

6°. Il arrive quelquefois que pluſieurs des cauſes de la diminution ou abolition de la faim ſont réunies ; par exemple, on obſerve quelquefois que l'épaiſſiſſement des ſucs eſt joint avec le défaut de quantité des ſucs ; quelquefois le défaut de quantité des ſucs eſt joint à l'âcreté des ſucs ; quelquefois l'épaiſſiſſement eſt joint à l'inſipidité des ſucs, & quelquefois l'inſipidité des ſucs eſt jointe au défaut des ſucs : ces diverſes cauſes peuvent ſe combiner & ſe réunir de pluſieurs autres manières. Lorſqu'on reconnoît que ces réunions de cauſes ont lieu, ſi elles ſont produites par les divers abus des ſix choſes non-naturelles ; il faut que le Médecin, dans ſon traitement, emploie concurremment les remèdes contre les cauſes différentes. Par exemple , s'il découvre qu'il y a en même-temps épaiffiffement des fucs & âcreté des fucs, il faut qu'il emploie dans fon traitement les remèdes prefcrits article 2 , & les remèdes prefcrits article 4. Il faut obferver, dans le traitement des caufes réunies, les précautions que nous avons prefcrites dans le traitement des léfions réunies (76). Si ces réunions ont lieu par des maladies compofées ou par des virus , il faut recourir aux claffes auxquelles ces maladies appartiennent.

La diminution notable de la faim a 199 fouvent lieu dans la vieilleffe , par les abus des fix chofes non-naturelles , rapportés dans les quatre premiers articles du paragraphe 198 , relativement à la différence des fantés individuelles (93) & à la différence des abus que commettent les divers vieillards.

La diminution de la faim dans les vieillards, ne doit pas être combattue par des remèdes évacuans , ni par des ftomachiques chauds ; on ne doit remédier à leur diminution d'appétit, qu'en réformant les abus qui y donnent lieu ; & lorfque l'appétit diminue dans les vieillards, fans qu'ils ayent commis d'abus , ils doivent diminuer les alimens folides à mesure que l'appétit diminue, & ils doivent réparer le défaut d'alimens solides, par des alimens liquides & boissons : voyez le régime des vieillards (126).

200 Les femmes grosses sont sujettes à la diminution, & même à l'abolition de la faim, par l'épaississement des sucs, & par l'insipidité & la surabondance des sucs. Il seroit dangereux dans les grossesses, d'employer les remèdes prescrits article 198, art. 2° & 3°. Dès qu'il y a soupçon de grossesse ; le Médecin doit ordonner le régime qui convient à la santé individuelle de la femme grosse, & lui prescrire l'usage des six choses non-naturelles, de manière à soutenir ses fonctions foibles, & la préserver des indispositions auxquelles sa constitution penche. Dès que les diminutions d'appétit commencent, il doit veiller à ce qu'on observe scrupuleusement le bon usage des six choses non-naturelles, & qu'on diminue les alimens. Si malgré ce bon régime, l'appétit va toujours en déclinant, on conseillera de legers stomachiques & des minoratifs très-doux. Dans des cas où cette diminution de la faim n'est pas très-notable, & n'est jointe à aucune lésion notable d'autre fonction ;

& enfin, s'il n'y a que les incommodi-
tés de groffeffe, le Médecin doit attendre les reffources de la nature qui
délivre fouvent de cette léfion, dans le
cours de la groffeffe, ou à l'époque de
l'accouchement.

Les diverfes efpèces de diminution 201
ou abolition ou dépravation de la faim,
ne font pas les feules léfions de cette
fonction qui, étant négligées, deviennent caufes de léfions de beaucoup
d'autres fonctions. Les augmentations
exceffives de la faim qu'on croit, vulgairement, être un bien, produifent
d'autant plus de maladies, qu'il eft bien
plus difficile de contenir ceux qui ont
une faim exceffive, que d'engager â
s'abftenir, ceux qui n'ont point d'appétit. Dans ces derniers, le défaut
de befoin & la répugnance font fouvent plus que le confeil ; au lieu que
les premiers étant dominés par un befoin impérieux qui leur procure des
jouiffances délicieufes, ne font fenfibles qu'au bonheur préfent, & ne peuvent être émus ni par les avertiffemens,
ni par les menaces d'un avenir mal-
heureux. Il n'eft pas rare de voir des
gens qui fe félicitent d'avoir plus d'appétit qu'à l'ordinaire, de bien digérer,

C 3

de prendre de l'embonpoint & de la
vigueur ; mais quoique dans les commencemens de ces faims un peu plus
grandes qu'à l'ordinaire , on digère
bien & qu'on prenne de l'embonpoint
& des forces , il arrive très-souvent ,
sur-tout dans les gens qui ont atteint
l'âge de 40 ans , que la transpiration
insensible (qui diminue beaucoup à
cet âge) les urines , les selles & autres excrétions ne suffisent pas pour
expulser la surabondance des sucs , que
produit une plus grande quantité d'a-
limens ; de cette surabondance des sucs,
même bien conditionnés dans leur principe , il s'ensuit que les vaisseaux étant
trop remplis , ils se rompent ; de-là des
hémorragies , des épanchemens de sang
dans les cavités , des épanchemens de
sérosités dans la poitrine , dans le bas-
ventre , dans la tête & dans le tissu
cellulaire de la peau ; ou bien si les
ruptures des vaisseaux n'ont pas lieu ,
leur extrême plénitude diminue leur
ressort & leur action sur les fluides ; &
ceux-ci étant moins agités par les vaisseaux, s'épaississent , se détériorent ; delà
des obstacles à la circulation , des obstructions , des inflammations , des fièvres , &c. Puisque la faim étant aug-

mentée un peu plus qu'à l'ordinaire peut produire autant de maux ; on voit quelle eft l'erreur de ceux qui, éprouvant les augmentations de la faim & fes agrémens, cherchent à l'entretenir & même à l'augmenter, en fe procurant des mets plus rares, plus affaifonnés & plus délicieux. Il arrive quelquefois que la faim étant augmentée exceffivement, elle caufe des befoins & des defirs continuels & infatiables ; alors elle produit plus fubitement les défordres des autres fonctions ; telle eft la faim canine qui, étant affouvie en partie, produit des vomiffemens ; la faim de loup, qui caufe diverfes efpèces de diarrhées ; & la faim de bœuf, qui eft fuivie de défaillance de fyncope & d'apoplexie.

Les efpèces de faim exceffives ont quelquefois lieu après les longues maladies , telles que les fiévres putrides & malignes , qui , ayant duré fort long-temps , ont exigé une longue diète , un long ufage d'émétique , de purgatifs & de fondans. Dans ces circonftances, les fucs de l'eftomac ont une très-grande activité, foit par ce qu'ils font encore empreints de quelques molécules des remèdes âcres qui ont été employés pendant la maladie, ſoit parce que les gens qui ont eſſuyé ces grandes maladies, avoient dans le ſang une humeur acrimonieuſe, telle que la dartreuſe, la rhumatiſmale & la goutteuſe, & que ces humeurs acrimonieuſes ſe ſont développées, ayant été dépouillées par les émétiques, les purgatifs, les diurétiques & les ſudorifiques qui étoient néceſſaires, des ſucs mucilagineux qui les enveloppoient & les adouciſſoient.

Les faims exceſſives qui ſuccèdent aux grandes maladies, ſont d'autant plus dangereuſes, qu'il eſt très difficile de contenir les convaleſcens, & que pour peu qu'ils cedent à leurs deſirs & qu'ils prennent plus d'alimens qu'on ne peut leur en permettre dans cet état d'inanition, où les ſucs digeſtifs ſont en très petite quantité & les organes de la digeſtion très-affoiblis; il ne font que des mauvaiſes digeſtions, d'où réſultent des mauvais ſucs qui cauſent une récidive de fièvre putride ou maligne; ou bien ſi ces malades ſe livrent totalement à leur appétit, ils eſſuient les vomiſſemens de la faim canine, ou les eſpèces de diarrhées de la faim de loup, ou les défaillances & ſyncopes, & l'apoplexie de la faim de bœuf. Dans la

faim canine & la faim de loup, les malades ne ſont pas nourris, ils dépérif-
ſent lentement ; dans la faim de bœuf,
ils meurent preſque ſubitement. On ne
ſauroit donc avoir trop de vigilance
pour déterminer les convaleſcens à ſuivre, avec la plus grande exactitude, les
gradations preſcrites article 2 du paragraphe 198, pour reprendre les alimens, & à modérer leur faim, en ne
prenant, pendant quelque temps, que
des alimens onctueux, tels que des
crêmes de riz, d'orge, de gruau, des
gelées de viandes ; & en prenant toutes
les quatre heures, une petite quantité
de l'un de ces potages, & en buvant
beaucoup d'eau de riz ou d'eau de veau.

Les augmentations exceſſives de la
faim ſont ſouvent cauſées par un re-
flux ſur l'eſtomac, des humeurs acrimonieuſes de la goutte, du rhumatiſme, de dartres, & de la gale. Un Médecin qui examinera attentivement ce
qui a précédé & ce qui accompagne
l'augmentation exceſſive de la faim,
aura bientôt découvert ces cauſes, &
il emploira les remèdes preſcrits dans
la claſſe des virus.

Les augmentations exceſſives de faim
ſont quelquefois produites par des vers,

& ſur-tout par le ver ſolitaire : on reconnoît cette cauſe en ce que le malade éprouve des coliques , & que , quoiqu'il mange beaucoup , & qu'il n'ait ni
vomiſſemens ni diarrhées , il maigrit , &
qu'enfin il rend des vers ou des parties du ver ſolitaire ; on remèdie à
cette faim par les vermifuges & les
purgatifs.

Les augmentations exceſſives de la
faim qui n'ont pas été précédées par
des grandes maladies , & qui ont lieu
dans les jeunes gens qui ne ſont atteints d'aucun virus ni héréditaire ni
contracté, ſont toujours cauſées par la
trop grande activité des ſucs de l'eſtomac , & par la trop grande ſenſibilité
des fibres nerveuſes ; les ſucs de l'eſtomac deviennent trop actifs & les fibres
nerveuſes deviennent trop ſenſibles par
les excès de café , de thé , de cho-
colat à pluſieurs vanilles , de mets très-
aſſaiſonnés , de liqueurs ſpiritueuſes ,
par les excès de veilles , les grands
travaux , les excès de Vénus & les paſſions vives.

Pour remédier à la trop grande activité & à la trop grande ſenſibilité
des fibres nerveuſes ; il faut ordonner
au malade de boire , toutes les demi-

heures, un verre d'eau de veau ou de poulet, ou de petit lait, ou d'orgeat léger; de ne prendre d'autre nourriture que du riz, ou du gruau ou de l'orge perlé, cuit dans un bouillon de veau très-peu falé; ou il prendra ces farineux cuits dans de l'eau & affaifonnés de très-peu de fucre; il prendra un de ces potages, toutes les quatre heures. Après cinq ou fix jours de ce traitement, on fera prendre au malade, tous les matins, environ huit onces de lait de vache nouvellement trait. Si on voit pendant quatre ou cinq jours que le malade digère bien le lait, on lui en donnera toutes les quatre heures, environ huit onces; dès-lors on fupprimera les potages farineux; mais on continuera les boiffons ci-deffus. Après que le malade aura pris le lait de vache pour toute nourriture, s'il l'a bien digéré, on augmentera peu à peu la dofe du lait, pour chaque repas, jufqu'à environ dix ou douze onces; fi le malade eft fort tourmenté par la faim, on pourra ajouter au lait un peu de pain, dès les premiers jours de ce traitement. Si le malade ne peut pas dormir, on lui donnera tous les foirs, en fe mettant au lit, l'émulfion n° 124.

Dès les premiers jours de ce traitement, le malade prendra matin & ſoir
un bain tiède ; dès que le Médecin s'a-
percevra que le malade ne ſera plus
tourmenté par la faim, il diminuera
tous les jours la doſe des gouttes anodines, ou celle du ſirop diacode de l'é-
mulſion ; enſuite il diminuera peu à peu
les boiſſons ; après quoi il permettra,
peu à peu, d'autres alimens, mais toujours des alimens mucilagineux, tels
que les farineux cuits dans du bouillon très-peu ſalé, du poiſſon leger cuit
à l'eau ou grillé, des œufs frais à la
mouillette ou à l'eau, de la volaille
bouillie ou rôtie ; il continuera pendant long-temps ce régime ; dans les
commencemens, il boira de l'eau à ſes
repas, & peu à peu il parviendra à
boire un quart de vin avec les trois
quarts d'eau.

A l'égard des vomiſſemens & diverſes eſpèces de diarrhées qui ont lieu
dans les faims exceſſives qui ont été
ſatisfaites, il faut bien ſe garder d'employer les vomitifs & purgatifs qu'on
trouvera preſcrits dans la claſſe des léſions de la digeſtion contre les vomiſſemens & diarrhées qui ſont cauſés par
des mauvais ſucs contenus dans les pre-

mières voies ; il ne faut dans ces accidens caufés par la faim canine & la
faim de loup, que le régime & les adouciffans preferits ci-deffus.

Il faut fe hâter de remédier aux défaillances, fyncopes, & efpèces d'apoplexies qui arrivent dans la faim de
bœuf, après qu'on a mangé énormément;
pour cela on donnera au plutôt dans
les défaillances & fyncopes la moitié
de la potion cordiale n° 104 ; on réite-
rera la moitié de cette potion toutes
les heures, tant que les défaillances &
fyncopes dureront ou fe fuccéderont
rapidement ; à mefure que les défaillances feront moins fortes & moins fréquentes, on éloignera la potion cordiale, & on en diminuera la dofe.

Dans les apoplexies qui fuccèdent
aux ingurgitations dans la faim de bœuf,
on ajoutera quatre grains de tartre ftibié à la dofe de la potion cordiale ci-
deffus ; fi cette premiere dofe ne produit pas des évacuations, on donnera
une feconde dofe, une heure après la
premiere.

Pendant que ces accidens fubfifteront, on fera boire de l'eau tiède abondamment; on donnera toutes les quatre
heures le lavement n° 56.

Dès que ces accidens feront ceffés, on mettra le malade au régime adouciffant ci-deffus. On feroit beaucoup de mal au malade, fi, dans cette efpèce d'apoplexie, on employoit la faignée, & fi on continuoit les émétiques & les purgatifs & apéritifs & cordiaux, comme on le fait dans les efpèces d'apoplexie qui font caufées par la plénitude des vaiffeaux & l'épaiffiffement des liqueurs.

COROLLAIRES DE PRATIQUE.

I.

Les léfions de la faim font très-fouvent jointes à des léfions du goût & à des léfions d'autres fonctions. Les léfions de fonctions principales qui font jointes à celles de la faim, en font ordinairement les caufes. Les léfions de fonctions principales qui caufent le plus communément la diminution de la faim, font les léfions de la digeftion & les léfions de la circulation, telles que les efpèces de fièvre.

I I.

Lorfque les léfions de la faim font

jointes à d'autres léfions dont elles font les effets, il eft dangereux de travailler à rétablir l'appétit par des ftomachiques qui font le plus fouvent contraires aux remèdes qu'exigent les léfions qui font caufes de la maladie. Le Médecin ne doit avoir égard à la faim que lorfqu'il a remédié aux léfions qui l'avoient diminuée ou détruite. La diète & le remède que le Médecin emploie contre les léfions qui font caufes, fuffifent prefque toujours pour procurer un appétit très vif, avant qu'il foit temps d'en faire ufage.

I I I.

La faim eft fouvent la feule fonction qui foit léfée ; elle eft alors une maladie fimple ; mais quoique la diminution & l'abolition de la faim ne foient jointes à aucune léfion d'autres fonctions ; quoiqu'elles ne foient caufées que par des abus & mauvaifes qualités des fix chofes non-naturelles ; quoiqu'elles foient rarement difficiles à guérir, & que par conféquent elles ne foient pas dangereufes par elles-mêmes ; on doit fe hâter d'y remédier, l'obfervation ayant appris que lorfqu'on les

néglige ; elles donnent lieu à beaucoup
de maladies très-graves.

I V.

Dans les maladies qui ont été précédées par la diminution ou l'abolition
de la faim , & auxquelles ces léſions ont
donné lieu , ſi ce ſont des fonctions
principales 42 qui ſont léſées ; on doit
travailler d'abord à rétablir les fonctions principales dont les léſions ſont
plus dangereuſes que celles de la faim ;
& lorſque celles-ci ſeront rétablies ; ſi
celle de la faim ſubſiſte , on adminiſ-
trera les remèdes qui conviennent à la
cauſe de la léſion de la faim qu'on aura
reconnue.

Théorème d'Hygiène.

Tant que l'appétit eſt ordinaire , on
ne doit jamais chercher à l'augmenter. Pour le conſerver dans l'état naturel , il ne faut jamais le ſatisfaire com-
plettement ; & il faut éviter les abus
des ſix choſes non-naturelles que nous
avons dit , plus haut , être cauſes de ſes
diverſes altérations ; ſi l'appétit diminue ; on ne doit travailler à l'exciter

que par la diète ténue (197); ſi l'appétit ordinaire augmente; il ne faut
pas augmenter les alimens ; mais il faut
faire un uſage abondant de boiſſons
délayantes & adouciſſantes.

TROISIÈME CLASSE.

Des Léſions de la Soif.

La ſoif ou le beſoin & déſir des 202
boiſſons eſt la ſenſation qui s'exécute
dans le goſier , lorſque les papilles
nerveuſes de cet organe ne ſont pas
ſuffiſamment humectées par la ſalive,
ou lorſqu'elles ſont irritées par une ſalive âcre ou ſalée.

Le manque de ſalive eſt donc tou- 203
jours cauſe de la ſoif; mais cette cauſe
n'eſt pas toujours grave. Dans tous les
cas où la tranſpiration eſt fort augmentée par les grandes chaleurs, les grands
travaux, la courſe, la danſe, & autres
exercices ; la ſalive manque, parce
qu'alors une très-grande quantité de liquides eſt évacuée par les pores de la
peau. Dans tous ces cas la ſalive eſt
bientôt rétablie par le repos , par les
boiſſons ordinaires , & par les fruits
aqueux & aigrelets.

204   Le manque de salive est un mal considérable, lorsqu'il arrive dans d'autres circonstances que celles que nous venons de décrire (203). Alors il est toujours un signe & un effet de maladie : il est toujours causé par les lésions de quelqu'autre fonction. Les lésions qui donnent plus souvent lieu au manque de salive, sont celles de la digestion, celles des secrétions, celles de la circulation, & sur-tout les diverses espèces de fièvres ; les lésions des excrétions, telles que les diverses espèces de diarrhées ; le flux immodéré d'urine ; les sueurs continuelles ; les pertes de sang ; les épanchemens de sérosités dans les cavités & dans le tissu cellulaire. Dans tous ces cas on ne peut rétablir la salive, & par conséquent dissiper les souffrances de la soif, qu'en remédiant aux lésions qui la causent.

205   La mauvaise qualité de la salive qui est cause de la soif, demande d'autant plus d'attention, que son âcreté & son sel piquant annoncent qu'il existe dans le sang de pareils vices qui ne manqueroient pas de produire des maladies chroniques, si on ne se hâtoit d'y remédier. Les moyens d'adoucir la salive sont les mêmes que ceux qui ont été

prefcrits pour adoucir les fucs de l'eftomac, paragraphe 198, article 4°.

La foif eft, comme la faim, fujette à
être augmentée, diminuée, détruite &
dépravée.

Lorfque la grande faim & la grande 206
foif font réunies & prefque continuelles,
& qu'elles ne font pas accompagnées
par d'autres léfions, elles font produites par les mêmes caufes que nous
avons dit être celles de la faim exceffive ; par conféquent elles exigent les
mêmes remèdes (201).

La foif conftante & habituelle n'eft 207
jamais une maladie fimple ; elle n'exifte
jamais fans qu'il y ait quelqu'autre fonction léfée ; elle eft ordinairement jointe
au moins ou à quelque léfion de la faim,
ou à quelque léfion du goût. Lorfque
la foif conftante & habituelle eft jointe
à la diminution du goût & à la diminution de la faim, fans qu'il y ait d'autres
léfions, ainfi qu'on l'obferve, fouvent,
dans les ivrognes, elle exige les mêmes
remèdes que la diminution de la faim,
paragraphe 198, art. 4°.

Lorfque la foif conftante eft jointe à 208
plufieurs autres léfions, comme on l'obferve dans les diverfes efpèces de fièvres, dans les inflammations, dans les

grandes douleurs ; elle est ordinairement causée par ces maladies, & elle est très-souvent utile en ce qu'elle oblige les malades à boire très-abondamment, ce qui est un des meilleurs remèdes contre ces maladies. La soif constante est très-souvent nuisible dans diverses espèces d'hydropisie, dans lesquelles les urines & la transpiration n'équivalent pas à beaucoup près à la quantité des boissons, à laquelle la grande soif oblige les malades.

209   Lorsque la diminution de la soif & celle de la faim existent en même-temps, sans être jointes à d'autres lésions, elles sont produites l'une & l'autre ou par les causes de la diminution de la faim (185 & 186), ou par les causes de la diminution de la faim (190). Le Médecin distinguera les causes par les signes énoncés (184 & 190), & il emploira en conséquence les remèdes prescrits (198) contre l'une & l'autre de ces espèces de causes.

    Lorsque le manque de soif est habituel, on ne doit avoir aucune inquiétude, attendu que l'on voit beaucoup de personnes, & sur-tout des femmes, qui ne boivent presque point, & qui se portent très-bien ; leur vie

l'action de tous ces organes étant néceffaire pour la maftication, on voit
que cette fonction peut être léfée par
le vice de l'un ou de plufieurs de ces
organes ; d'où il réfulte qu'il y a autant
d'efpèces de léfions de cette fonction
qu'il y a d'organes divers, & autant
qu'il y a de caufes diverfes qui affectent l'un ou plufieurs de ces organes.

1°. Si les dents font cariées, fi elles
font douloureufes, fi elles manquent ;
les alimens ne peuvent être fuffifamment broyés.

2°. Si les mufcles de la mâchoire
ne peuvent pas agir pour la baiffer & la
relever alternativement, les alimens ne
fauroient être comprimés entre les dents.

3°. Si les mufcles des joues ne peuvent appliquer leur partie interne exac-
tement contre les gencives & les dents,
les alimens tombent entre les parties
internes des joues & des gencives.

4°. Si la langue ne peut porter les
alimens entre les dents molaires & les
y contenir, ils ne peuvent être broyés.

5°. Si les gencives font enflammées,
douloureufes, ulcérées, elles ne peuvent fupporter l'action des mufcles &
de la langue qui les compriment pour
foutenir les alimens entre les dents.

6°. Si la mâchoire inférieure n'est pas très-mobile dans son articulation, elle ne peut obéir à l'action des muscles, & ce défaut de mobilité est ordinairement causé par des exostoses ou anchyloses, ou par la goutte, ou le rhumatisme, ou par des tumeurs inflammatoires ou lymphatiques.

213   Les causes qui peuvent empêcher l'action des muscles de la mâchoire & celle de la langue, font des inflammations, des tumeurs, des ulcères, des blessures, des douleurs, des convulsions, des mouvemens convulsifs & la paralysie.

214   La plupart des défauts d'action de la part des organes de la mastication, font faciles à connoître par la seule inspection.

La mastication étant une préparation nécessaire pour la digestion, on doit s'occuper à remédier aux diverses causes (212 & 213), qui l'empêchent ou la rendent difficile & douloureuse. Pour y parvenir, il faut d'abord s'attacher à connoître les diverses lésions & les diverses causes qui empêchent ou rendent difficile l'action de tel ou tel organe de cette fonction.

1°. Si les diverses parties de la bouche

ou

ou celles du vifage. font gonflées,
rouges avec chaleur & douleur, &
que le gonflement ne foit pas circonf-
crit; ces parties font atteintes de l'efpèce d'inflammation nommée éryfipèle.
Si dans ces parties il y a tumeur douloureufe, rouge, circonfcrite, dans
laquelle le malade fent des élancemens
fort vifs, c'eft un flegmon qui fe termine ordinairement par un abcès qui
fe manifefte par la molleffe dans le
centre de la tumeur, & par une fluctuation qu'on y reffent.

2°. Si ces parties enflammées, après
avoir caufé des douleurs très-violentes,
deviennent dans peu de temps prefqu'infenfibles; s'il y furvient des phlyctènes, des ampoules, des taches brunes, livides, noirâtres, c'eft le commencement de la gangrène.

3°. Si les diverfes parties du vifage
& de la bouche font douloureufes, fans
qu'il paroiffe aucune altération de ces
organes, c'eft une humeur rhumatifmale qui affecte ces parties.

4°. Si on voit dans la bouche ou
autour des mâchoires des tumeurs qui
ne caufent point de douleur, qui font
pâles, & quiconfervent l'impreffion du
doigt, ce font des tumeurs œdémateu-

ſes. Si ces tumeurs ſont fermes & rénitentes, ſans douleur & ſans changer la
couleur de la peau, elles ſont lymphatiques. Si ces tumeurs ſont très-dures,
ſans douleur & ſans changer la couleur de la peau, elles ſont skirrheuſes.
Si ces tumeurs ſont très-dures, & dou-
loureuſes, elles ſont carcinomateuſes.

5°. Si les diverſes parties de la bouche & du viſage ſont ulcérées, il faut
diſtinguer la nature des ulcères ; ſi dans
l'intérieur de la bouche on découvre
de petits ulcères peu profonds, dont
les bords ſont très-minces, blanchâtres,
& ne paroiſſent que des portions d'é-
piderme détaché, ce ſont des aphtes ;
mais ſi les ulcères font des progrès
rapides en profondeur, longueur &
largeur, ils ſont cauſés par quelqu'un
des virus caractériſés par les ſignes
ſuivans.

Si les ulcères font des progrès rapides dans toutes leurs dimenſions ; ſi
leurs bords ſont épais, blanchâtres ;
s'ils ſe ſont déclarés peu de temps
après la cohabitation ; s'ils ſont accompagnés de la gonorrhée ou de bubons, il n'y a pas lieu de douter que
ces ulcères ſont vénériens. Si les ulcères ont leur ſiége dans les glandes

engorgées & tuméfiées depuis long-
temps, ils font fcrophuleux. Si les ulcères ont leurs bords noirs; fi les gencives font tuméfiées, livides, noirâtres
& faignantes; s'il y a des taches livides
par le corps, les ulcères font fcorbuti-
ques. Si les ulcères font accompagnés
d'élancemens très-douloureux, & s'ils
ont leur fiége dans des parties skirrheufes, ils font cancereux.

6°. Si la bouche refte béante, les
mufcles qui relèvent la mâchoire font
paralyfés; ou la mâchoire eft luxée.
Si les joues reftent pendantes lorfque
le malade veut mâcher, les mufcles qui
appliquent l'intérieur des joues & des
lèvres contre les gencives & les dents,
font paralyfés.

7°. Si la bouche refte fermée, &
qu'on ne puiffe l'ouvrir; les mufcles
qui relèvent la mâchoire font en convulfion.

8°. Si la mâchoire inférieure eft agitée continuellement & involontairement; les mufcles qui relèvent la mâchoire, & ceux qui la baiffent, font
tourmentés fucceffivement par des mouvemens convulfifs.

9°. Si la langue eft paralyfée, elle ne
peut faire fes mouvemens en tout fens.

Si elle eſt en convulſion, elle reſte dure, roide & immobile. Si elle eſt agitée involontairement, ſes mouvemens ſont convulſifs, & elle eſt incapable de ſes fonctions.

215   Toutes ces diverſes léſions qui cauſent celles de la maſtication, ſont décrites dans d'autres claſſes ; & les remèdes qui ſont propres à chacune de ces léſions, ſont preſcrits dans chacune des claſſes à laquelle appartient chaque léſion.

Ainſi, pour remédier aux inflammations qui affectent les organes de la maſtication, il faut avoir recours à la vingt-uniéme claſſe, à celle des léſions du ſens univerſel, & à celle des léſions de la digeſtion. Dans ces claſſes on trouvera la deſcription des ſymptômes & des cauſes des diverſes eſpèces d'inflammations. Dans la claſſe des léſions de la digeſtion, on trouvera ſection VI, le traitement qui convient aux inflammations cauſées par des ſucs épais & groſſiers. Dans cette même claſſe, on trouvera ſection VII, le traitement qui convient à des inflammations cauſées par des ſucs âcres.

Les cauſes & les ſymptômes des tumeurs lymphatiques & des obſtruĉtions, ſont décrits duns la claſſe des léſions de l'habitude du corps produites par des abus des ſix choſes non naturelles, & ils ſont auſſi décrits dans la cinquieme claſſe.

Les cauſes & les ſymptômes de para-lyſies, de convulſions & de mouvemens convulſifs, ſont décrits dans la claſſe des léſions de l'action muſculaire; & dans la cinquieme claſſe dans laquelle on trouvera, ſection VI, le traitement qui convient à ces maladies, lorſqu'elles ſont cauſées par des ſucs épais & groſ-ſiers; on trouvera auſſi cinquième claſſe, ſection VII, le traitement qui convient à ces maladies, lorſqu'elles feront cauſées par des ſucs âcres.

Si les léſions de la maſtication ſont cauſées par des ulcères virulens, par des douleurs produites par des métaſtaſes de virus, ſoit goutteux, ſoit dartreux, ſoit rhumatiſmal; on en trouvera le trai-tement dans la claſſe des virus; on trou-vera auſſi les principes du traitement des maladies compliquées dans la cin-quieme claſſe, ſection VI, & ſection VII. Si les diverſes léſions des organes de la maſtication ſont produites par des

D 3

blessures ou autres causes externes, il faut avoir recours à la classe des lésions de l'habitude du corps produites par des causes externes. A l'égard des dents, lorsqu'elles sont cariées, il faut les faire arracher pour prévenir la carie des dents voisines. Pour conserver celles qui restent, il faut les nettoyer tous les jours. Lorsqu'elles manquent totalement, il faut les remplacer par des râteliers postiches, si l'on ne peut broyer suffisamment les alimens avec les gencives. Nous parlerons des remèdes appropriés aux accidens de la bouche, à la fin de cette classe.

216 La Déglutition ou action d'avaler, est la fonction par laquelle les alimens solides & les boissons sont portés dans le pharynx qui est le commencement de l'œsophage, ou canal qui conduit à l'estomac.

Cette fonction s'opère, 1° par l'action de la langue qui se creuse dans son milieu, jusqu'à sa base, & qui se retire en arrière, & pousse les alimens dans le gosier ; 2° par l'action des muscles qui, relevant le voile du palais, & le portant contre l'ouverture des arrière-narines, ouvrent le passage aux alimens ; 3° par l'action des mufcles qui refferrent la glotte, & de ceux qui abaiffent l'épiglotte, pour que les alimens ne tombent pas dans la trachée-artère ; 4° par l'action des mufcles qui, ouvrant & dilatant le pharynx, permettent l'intromiffion des alimens dans l'œfophage ; 5° par l'action des mufcles qui relèvent la mâchoire inférieure, & de ceux qui appliquent l'intérieur des joues contre les gencives ; 6° par la falive qui, humectant tous ces organes, les rend plus flexibles ; & mouillant les alimens, les rend plus mobiles.

Le concours de toutes ces actions étant néceffaire pour la déglutition, il s'enfuit que cette fonction fera léfée, lorfqu'une ou plufieurs de ces actions ne pourront avoir lieu.

1°. Si la langue eft enflammée, fi elle eft ulcérée, s'il s'y eft formé des tumeurs œdémateufes, lymphatiques & skirrheufes ; fi elle eft paralyfée ou en convulfion, ou agitée par des mouvemens convulfifs, elle ne peut porter & pouffer les alimens dans le gofier.

2°. Si le voile du palais, les glandes amygdales qui font placées à droite & à gauche entre fes colonnes & la luette, font atteints des maux que nous venons

D 4

de nommer à l'égard de la langue, la communication entre la bouche & le goſier ſera interceptée ou conſidérablement diminuée ; par conſéquent les alimens ne pourront parvenir, ou ne parviendront au pharynx qu'en petite quantité, & avec douleur.

3°. Si l'action des muſcles qui ferment la glotte, eſt empêchée par la toux ou la difficulté de reſpirer, la glotte reſtant ouverte, les alimens & les boiſſons tombent dans la trachée - artère, où ils cauſent une irritation ſuivie d'une toux violente, qui ne ceſſera que lorſque ces portions d'alimens ou de boiſſons, tombées dans la trachée-artère, auront été expulſées par les narines ou par la bouche.

4°. Si les muſcles qui ouvrent le pharynx ſont atteints des accidens déſignés à l'égard de la langue ; ſi le pharynx eſt rétréci par des tumeurs ou des ulcères, les alimens ne pourront être introduits dans l'œſophage, qu'avec peine & douleur, ou bien ils ne pourront pas y être admis.

5°. Si l'action des muſcles qui relèvent la mâchoire inférieure, & la tiennent appliquée contre la ſupérieure, eſt gênée ou empêchée par les accidens ci-deſſus, on ne pourra avaler les ſolides qu'avec grande peine.

6°. Si la ſalive manque, les organes de la déglutition feront ſecs & roides; les alimens ſolides n'étant point humectés, ne pourront pas gliſſer, par conſéquent on n'avalera qu'avec difficulté & douleur; ou on ne pourra pas avaler.

Il eſt des cas où la langue, le voile du palais, le pharynx & le larynx ſont tous affectés par l'inflammation, ou quelqu'autre des cauſes ci deſſus. Dans ces cas, la déglutition eſt très-difficile & ſouvent impoſſible. Il y a auſſi des cas où il n'y a qu'un ſeul organe affecté, & où la déglutition eſt très-difficile; par exemple, lorſque la langue ſeule eſt affectée fortement par une des cauſes ci-deſſus, el e ne peut pas pouſſer les alimens ſolides dans le pharynx; alors les malades ne peuvent pas avaler les ſolides, mais ils avalent les liquides en penchant la tête en arrière. Quelquefois le malade avale les ſolides, mais il ne peut pas avaler les liquides; dans ce cas, c'eſt le pharynx qui eſt affecté; il ne peut s'ouvrir & ſe dilater que par un grand effort, & la langue faiſant bien ſes fonctions, & pouſſant les alimens ſolides dans le pharynx &

D 5

les comprimant fortement, elle surmonte la résistance du pharynx, & fait entrer les solides dans l'œsophage : mais lorsque le pharynx ne s'ouvre & ne s'élargit qu'avec peine, quoique la langue fasse bien son impulsion & sa pression, le malade ne peut avaler les liquides, parce que les liquides se trouvant comprimés par la langue qui pousse & par le pharynx qui résiste, ils s'échappent par les narines.

Quelquefois seulement le voile du palais & les amygdales sont fortement affectés par l'une des causes ci-dessus, au point qu'ils rétrécissent beaucoup, ou bouchent entièrement le passage de la bouche au gosier.

Quelquefois il n'y a que la glotte qui ne fait pas sa fonction ordinaire ; si elle est constamment ouverte, les alimens tombent dans la trachée-artère, & sont expulsés par les narines & par la bouche ; quelquefois la glotte est constamment trop resserrée ; alors le malade a très-grande peine à respirer, & dans ce cas, il n'ose entreprendre d'avaler. Quelquefois la difficulté de la déglutition est produite par le seul défaut de la salive. Par la seule inspection, le Médecin reconnoît, d'après les descriptions (212), fi ce font des tumeurs inflammatoires ou lymphatiques, ou des ulcères qui nuifent à la déglutition; ou fi c'eft uniquement le défaut de falive qui la rend très-difficile.

7°. Si le malade reffent continuellement de la douleur dans le fond de la gorge, fi cette douleur augmente lorfqu'il veut avaler, & fi le Médecin ne découvre aucun vice fenfible dans les organes du gofier, il a lieu de juger que ces parties font atteintes de rhumatifme.

8°. Lorfque ce font des paralyfies ou convulfions, ou mouvemens convulfifs qui empêchent la déglutition, le Médecin découvre ces caufes en obfervant ce qui arrive au malade lorfqu'il veut avaler; par exemple, il reconnoît aifément fi les mufcles de la mâchoire inférieure, ou ceux des joues & des lèvres font paralyfés, ou s'ils font en convulfion, ou s'ils font agités par des mouvemens convulfifs; nous avons donné les principaux fignes de ces accidens (214), art. 6, 7 & 8. Le Médecin reconnoîtra auffi, d'après les fignes du paragraphe (114), art. 9, fi la langue eft paralyfée, ou en convulsion , ou en mouvemens con-vulsifs.

Mais il y a des cas où il n'est pas très-facile de juger si les lésions de la déglutition sont causées par des paralysies , ou par des convulsions. Par exemple , lorsqu'on n'observe aucun vice apparent dans les organes de la déglutition , & que cependant lorsque le malade veut avaler , il lui survient une toux qui expulse par les narines & par la bouche une partie de ce qu'il vouloit avaler ; cela arrive certainement parce que la glotte ne s'est pas fermée , lorsque les alimens ont été poussés dans le gosier ; mais pourquoi la glotte ne s'est-elle pas fermée ? Est-ce parce que les muscles qui la ferment sont paralysés , ou parce que ceux qui l'ouvrent sont en convulsion ? De même , lorsque tous les organes de la déglutition paroissent sains , & qu'on voit que la langue & le voile du palais font facilement tous leurs mouvemens , & que cependant on voit que les alimens solides passent avec grande peine , & que les liquides ne pouvant couler dans l'œsophage , sont rejettés par les narines ou par la bouche , alors le Médecin ne doute pas que cet accident a lieu, parce que le fond du pharynx ne peut s'ouvrir que par un grand effort. Mais pourquoi le fond du pharynx ne s'ouvre-t-il pas aifément ? Eft-ce parce que fes mufcles dilatateurs font paralyfés, ou parce que fes mufcles conftricteurs font en convulfion ? On décidera ces queftions en examinant attentivement les léfions qui ont précédé, & celles qui accompagnent la difficulté de la déglutition. Par exemple, fi le malade a effuyé des efpèces d'apoplexie ou de léthargie, ou s'il exifte fur la face ou dans les membres quelques impreffions de paralyfie, il y a lieu de juger que ces deux dernières efpèces de léfions de la déglutition, font caufées par la paralyfie.

Mais fi avant la difficulté d'avaler, le malade a éprouvé des grandes crifpations de nerfs, comme il arrive aux hyftériques & mélancoliques, & fi on aperçoit dans la face & dans les membres, des mouvemens involontaires, il y a tout lieu de juger que ces difficultés d'avaler font caufées par des convulfions. Le Médecin fe confirmera dans le jugement d'une paralyfie, fi le malade ne reffent aucun mal-aife dans le gosier, & si , lorsqu'il fait effort pour avaler, il ne ressent aucune douleur. Mais si le malade ressent continuellement un embarras dans le gosier , & si, lorsqu'il fait effort pour avaler, il éprouve une véritable douleur , & s'il y a des intervalles dans lesquels il peut avaler , le Médecin ne doutera pas que la difficulté d'avaler est causée par des convulsions.

217   Toutes ces causes qui gênent ou empêchent la déglutition, étant des mêmes espèces que celles qui nuisent à la mastication, il faut, pour y remédier, avoir recours aux classes que nous avons indiquées (215). Cependant, outre les remèdes généraux qui sont prescrits dans lesdites classes , il y a des remèdes à employer particuliérement contre les accidens de la bouche. Par exemple, dans les inflammations des organes de la déglutition & de la mastication il faut faire usage du gargarisme adoucissant & relâchant, n° 159 ou 160.

Dans les tumeurs œdémateuses & lymphatiques, il faut faire usage du gargarisme n° 164. Dans les ulcères scorbutiques , du gargarisme n° 166. Dans les irritations & excoriations causées par des humeurs acrimonieuses ,

du gargarifme n° 162. Dans les paralyfies de ces organes, du gargarifme n°
164.

Lorfque le voile du palais & les
amygdales font enflammées au point
qu'elles menacent d'intercepter la communication entre la bouche & le gofier, il faut faire de profondes fcarifications en plufieurs parties de ces organes. Lorfque le voile du palais & les
amygdales font œdémateufes au point
de menacer de boucher l'entrée du gofier, il faut auffi les fcarifier profondément ; lorfque les amygdales font
engorgées de lymphe épaiffie & qu'elles
font fort tuméfiées, & qu'elles ont ré-
fifté à tous les remèdes capables d'o-
pérer la réfolution, il faut les extirper.
Il faut employer les mêmes remèdes
pour les tumeurs inflammatoires ou
lymphatiques, œdémateufes ou skirrheufes qui font fituées dans le palais,
les gencives & l'intérieur de la bouche.
Il ne faut point attendre la maturation
des flegmons qui arrivent dans la bouche, & qui menacent d'acquérir un
volume trop confidérable, pour permettre le paffage des alimens & boiffons ;
il faut les fcarifier promptement. Lorfque la langue eft enflammée, & tu-

méfiée au point qu'elle remplit la bouche, & que rien ne peut paſſer au-delà du voile du palais, il faut introduire les tiſanes, les bouillons & les potions médicinales par le moyen d'une ſonde creuſe qu'on paſſera par les narines ; ſi les alimens & les boiſſons ne peuvent abſolument paſſer , il faut donner des lavemens avec du bouillon; il faut auſſi donner ſous forme de lavement tous les remèdes néceſſaires.

Si ce ſont des aphtes qui nuiſent à la déglutition & à la maſtication, ainſi que cela arrive très-fréquemment aux enfans ; ſi les enfans ſont nouvellement nés, on ne peut imputer les aphtes qu'à l'acrimonie du ſang des père & mère; alors il faut leur donner des nourrices dont le lait ait peu de conſiſtance & ſoit très-doux ; il faut que la nourrice ne vive que de farineux cuits dans du bouillon de veau, & qu'elle n'ait d'autre boiſſon que de l'eau de riz ; & il faut qu'on mette de temps en temps dans la bouche de l'enfant, un peu de miel , & qu'on lui faſſe boire de l'eau de riz.

Si les aphtes ſe déclarent dans un enfant qui tette depuis pluſieurs mois, il y a lieu de ſoupçonner la nourrice ;

il faut donner à l'enfant une autre nourrice, dont le lait ait la qualité marquée dans l'article précédent ; & il
faut que la nourrice obſerve le régime
ci-deſſus. Les aphtes affeċtent quelquefois preſque toute la bouche & le goſier des enfans , & même l'œſophage,
l'eſtomac & les inteſtins. Lorſqu'on en
voit une grande quantité dans la bouche
& le goſier , que l'enfant crie preſque
continuellement, qu'il ne dort point ,
& qu'il a la diarrhée , il eſt en grand
danger ; outre le régime ci-deſſus , il
faut que l'on donne à l'enfant toutes les
douze heures un gros de ſirop diacode;
on augmentera peu-à-peu la doſe de
ce narcotique, s'il ne procure pas ſuffiſamment de ſommeil.

Les aphtes qui arrivent aux enfans
ſevrés depuis long-temps , & aux adultes, ſont cauſés par une humeur acrimonieuſe qui circule dans le ſang &
ſe dépoſe en partie dans l'intérieur de
la bouche : outre les gargariſmes adouciſſans & aigrelets dont il faut faire un
uſage preſque continuel, on aura recours au régime & aux remèdes qui
ſont preſcrits contre les dartres , dans
la claſſe des léſions de l'habitude du
corps.

Si la salive manque, ce qui se voit aisément, il faut employer les remèdes qui sont indiqués dans la classe des lésions du goût (163).

CINQUIEME CLASSE.

Lésions de la Digestion.

218   La digestion est la fonction qui, par le concours de l'action de l'estomac, des intestins, du mésentère, du diaphragme, des muscles du bas-ventre, & par le concours de l'action & du mélange des sucs de l'œsophage, des sucs de l'estomac, des sucs des intestins, de la bile, de l'humeur du pancréas & des sucs des glandes du mésentère, convertit la plus grande partie des alimens en une liqueur laiteuse nommée chyle.

219   Lorsque cette fonction s'exécute dans toute sa perfection, le chyle qui en résulte est la matière qui produit l'accroissement de tous les organes du corps humain, leur donne de la force, l'augmente, & la soutient ; qui remplace toutes les liqueurs qui se dissipent & se perdent par l'action des solides, & qui

répare les ſolides qui s'uſent continuellement par toutes les actions de la vie;
enfin le bon chyle donne & conſerve
la ſanté.

L'Anatomie démontre la ſtructure 220
des diverſes tuniques de l'eſtomac,
la direction de ſes fibres muſculeuſes,
les nerfs de cet organe, les vaiſſeaux
ſecrétoires & excrétoires des ſucs qui
s'épanchent continuellement dans ce
viſcère; elle démontre les vaiſſeaux
abſorbans qui s'ouvrent dans l'intérieur
de l'eſtomac, & qui ſucent la partie
la plus ténue du chyle, & la portent
dans les veines de la tunique vaſcu-
leuſe; elle démontre la ſtructure des
membranes des inteſtins, leurs valvules, leurs diverſes glandes, leurs vaiſſeaux ſecrétoires & excrétoires, dont
les uns fourniſſent une liqueur très-lim-
pide, & les autres une liqueur muqueuſe
& épaiſſe; elle démontre les vaiſſeaux
lactées qui ont leurs orifices dans l'intérieur des inteſtins, leurs valvules
qui permettent l'intromiſſion du chyle,
& qui en empêchent le retour dans
les inteſtins; elle démontre les diviſions & réunions des vaiſſeaux lactées
avant leur arrivée dans les glandes du
méſentère, leurs diviſions & réunions,

après qu'ils font fortis de ces glandes ; elle démontre le mélange de l'humeur de ces glandes qui fe fait avec le chyle ; elle démontre les organes qui féparent & fourniffent la falive & le fuc de l'œfophage ; elle démontre que le foie fournit une efpèce de bile douce & une efpèce de bile amère qu'on nomme cyftique où fiel ; elle démontre les canaux de ces deux efpèces de bile, qui le plus fouvent fe réuniffent pour les porter dans l'inteftin duodénum ; elle démontre que le pancréas fépare du fang un fuc qui a les qualités de la falive, & qu'un vaiffeau excrétoire porte ce fuc dans l'inteftin duodénum.

221   La Phyfiologie explique l'action des tuniques de l'eftomac ; celle de fes orifices ; la preffion de ce vifcère fur les alimens ; l'action des inteftins ; leur mouvement périftaltique qui s'opère par la contraction des fibres charnues qui rétréciffent la cavité des inteftins ; elle explique la manière dont le diaphragme & les mufcles du bas-ventre concourent à aider l'eftomac & les inteftins dans les preffions qu'ils font fur les alimens ; elle fait l'analyfe de toutes les liqueurs qui concourent à la digeftion ; elle démontre les différences qui

exiſtent entr'elles & l'analogie que les unes ont avec les autres ; elle démontre qu'elles diſſolvent les ſels, les réſines, & qu'elles uniſſent les huileux aux aqueux. Elle a calculé la quantité des humeurs qui arrivent dans l'eſtomac & les inteſtins ; elle a expliqué l'action de l'air qui, étant raréfié par la chaleur, contribue à ce que les alimens ſoient plus facilement diviſés & diſſous par les ſucs. Mais quoique les plus habiles Phyſiologiſtes ayent été aidés par les lumières des Mathématiques, & par celles de la Chimie, ils n'ont pu parvenir à découvrir le méchaniſme par lequel des alimens & boiſſons de qualités hétérogènes, & des ſucs digeſtifs auſſi de qualités hétérogènes, étant tous mélangés & enſuite travaillés par les organes de la digeſtion, il peut en réſulter une liqueur qui paroît homogène, & qui eſt le chyle.

Quoique les Phyſiologiſtes ne connoiſſent pas parfaitement tout le méchaniſme de la digeſtion, les Médecins ont fait, avec le plus grand ſoin, des obſervations ſur les effets des ſix choſes non-naturelles relativement à la digeſtion. Les obſervations qu'ils ont faites ſur les effets des alimens & boiſſons ont

appris que lorsqu'en santé, on ufe conftamment & modérément d'alimens &
de boiffons de bonne qualité, & qu'on
n'abufe pas des autres chofes non-naturelles, la digeftion eft conftamment
dans toute fa perfection ; & ces obfervations ont appris que quand on fai-
foit des excès d'alimens & de boiffons
de bonne qualité, ou qu'on ufoit d'a-
limens & de boiffons de mauvaife qualité, ou qu'on abufoit des autres chofes
non-naturelles, la digeftion étoit toujours altérée, ou plutôt ou plus tard,
ou plus ou moins, relativement aux
divers abus plus ou moins grands, &
relativement aux diverfes conftitutions
des divers individus.

Dès-lors les Médecins ont connu les
conditions néceffaires pour que la digeftion foit dans fa perfection ; & ils
ont connu les abus & mauvaifes qualités des fix chofes non-naturelles qui
font caufes de l'altération de la digeftion.

Mais ces connoiffances n'étoient pas
fuffifantes aux Médecins ; ils ont eu
bientôt découvert que les abus & mauvaifes qualités des fix chofes non-naturelles n'étoient pas les feules caufes
qui altéroient la digeftion ; il a fallu
qu'ils cherchaffent à connoître les dé-

ſordres qui peuvent arriver à cette fonction , lorſque telle ou telle autre fonction eſt léſée ; lorſque tel ou tel virus
eſt en action ; lorſque telle ou telle cauſe
externe a eu lieu. Guidés dans ces re-
cherches par l'Anatomie qui leur découvre la ſtructure & la ſituation des
organes de toutes les fonctions , par
la Phyſiologie qui leur explique l'uſage
de ces organes & les relations que toutes ces fonctions ont entr'elles , ils ont
obſervé les effets de telle & telle fonction , & ſon influence ſur la digeſtion ;
ils ont obſervé les effets de tel ou tel
virus ſur tel & tel organe, le déſordre
qu'il produit dans telle & telle fonction
qui entraîne telle & telle léſion de la
digeſtion.

A l'égard des impreſſions des cauſes
externes , ils ont obſervé que les unes
nuiſoient beaucoup à la digeſtion ; que
d'autres qui ne portoient , ni médiatement ni immédiatement, aucun préju-
dice à la digeſtion , devenoient plus fâ-
cheuſes & plus graves par les digeſtions les mieux faites & qui produiſoient
le meilleur chyle ; enfin ils ont obſervé
que les léſions de la digeſtion produiſoient les léſions de diverſes autres fonctions relativement à la diverſité des cir-

conftances & à la diverfité des fantés individuelles (93).

Si ces obfervations qui, dans tous les fiécles, depuis les prédeceffeurs d'Hippocrate jufqu'à nos jours, ont été conftamment faites par les Médecins, fur les conditions néceffaires à la digeftion, fur les caufes qui peuvent l'altérer, & fur les maladies que fon altération peut caufer, n'ont pas dévoilé ce que la Nature a d'impénétrable & d'inexplicable dans cette fonction; elles ont inftruit les Médecins de tout ce qui eft néceffaire, pour entretenir la digeftion en bon état, de tout ce qui eft capable de produire les léfions de la digeftion, & de tous les moyens les plus efficaces pour remédier à ces diverfes léfions. Ce font ces obfervations qui ont enfeigné aux Médecins les divers régimes qu'ils prefcrivent pour conferver la fanté dans chaque âge, dans chaque fexe & dans chaque individu. Voyez fommaire d'Hygiène (117).

222 De ce que nous avons dit (221) des diverfes caufes capables de produire des léfions de la digeftion, & des diverfes léfions des autres fonctions qui peuvent être caufées par les diverfes léfions de la digeftion, il réfulte qu'il

y

y a beaucoup d'eſpèces de léſions de la digeſtion, & que les léſions de la digeſtion cauſent un très-grand nombre de maladies. Quoique les léſions de la digeſtion ſoient en très-grand nombre, toutes les diverſes eſpèces ſont diſtinguées & caractériſées par les ſignes ſuivans.

La digeſtion eſt léſée 1°. lorſque 223 les eſpèces de diminution de la faim 178, 181, 184, 187, 190, 191, 199, 200, 201 ont lieu. Ces diminutions de la faim étant cauſées ou par le défaut ou par la mauvaiſe qualité des ſucs digeſtifs, ou par le peu de ſenſibilité & d'action de l'eſtomac; on conçoit que dans ces diſpoſitions, la digeſtion ne ſauroit être parfaite; & que par conſéquent ces eſpèces de léſions de la faim, ſont des véritables léſions de la digeſtion. Cependant, nous avons placé les diminutions & augmentations exceſſives de la faim dans la claſſe des léſions de la faim; nous l'avons fait parce que la faim étant une fonction très-apparente, il eſt plus facile à un jeune Médecin de procéder d'après les diminutions & augmentations exceſſives de cette fonction, que de procéder d'après les ſignes du défaut, ou des mau-

vaiſes qualités des ſucs digeſtifs qui,
ſouvent, n'ont d'autres effets ſenſibles,
que la diminution de l'appétit ; & auxquels on ne feroit pas attention, ſi ces
diminutions de la faim ne donnoient
lieu à rechercher leurs cauſes. Quoique
nous ayons placé les diminutions de la
faim dans la claſſe des léſions de la faim;
que les jeunes Médecins ſe ſouvien-
nent que les diminutions & augmentations exceſſives de la faim ſont des
léſions de la digeſtion, & qu'ils n'ou-
blient pas que les divers ſignes des eſpèces de diminution de la faim, ſont les
ſignes de diverſes eſpèces de léſions
de la digeſtion ; & que les diverſes cauſes de la diminution de la faim 179,
180, 182, 183, 185, 186, 188, 189,
190, 191, 199, 200 & 201, ſont les
cauſes de diverſes eſpèces de léſions
de la digeſtion.

224   La digeſtion eſt léſée 2°, lorſqu'on
a des nauſées, des rôts, des bâillemens,
des hoquets & des vomiſſemens de matières fades, aigres, amères, acerbes,
âcres, ſalées, corrompues, puantes &
inſupportables au goût.

   Ces matières qui ſont expulſées de
l'eſtomac par des nauſées & des vomiſſemens, ſont des mauvais ſucs ou

des réfidus d'alimens qui s'étant corrompus dans l'eftomac, ou par la mauvaife qualité, ou par le défaut des fucs
gaftriques, ou par la mauvaife qualité
ou trop grande quantité d'alimens, ou
par le défaut d'action de l'eftomac, ont
contracté dans ce vifcère, les mauvais
goûts & la corruption. 1°. Lorfque les
fucs de l'eftomac font en trop petite
quantité, ils ne peuvent divifer & dif-
foudre les alimens qui n'étant pas ramollis & atténués, ne peuvent fortir par
le pylore, & en féjournant trop dans
l'eftomac, ils s'y corrompent & contractent ou l'aigreur, ou l'amertume, ou
l'âcreté, relativement à leurs qualités
naturelles ; c'eft-à-dire que fi les alimens font naturellement difpofés à s'ai-
grir comme les laitages ; s'ils font de
nature à devenir amers comme les fruits
mûrs ; s'ils font d'une nature acerbe
comme les fruits verts ; s'ils font d'une
nature âcre comme les alimens très-
épicés ; s'ils ont beaucoup de difpofitions à la putréfaction comme la viande
& le poiffon ; toutes ces difpofitions fe
développent & s'accroiffent par trop de
féjour dans l'eftomac ; & les alimens
ayant contracté ces qualités irritantes
à un haut dégré, ils irritent l'eftomac,

E 2

y excitent des contractions convulsives de ce viscère, qui se manifestent d'a-
bord par des rôts, des hoquets, des
nausées; & qui enfin expulsent par son
orifice supérieur, qui est plus large,
la plus grande partie de ce qui est contenu dans la cavité de l'estomac. Les
signes de la trop petite quantité des
sucs de l'estomac sont décrits (178).

Les causes de la trop petite quantité
des sucs de l'estomac sont rapportées
(179 & 180).

2°. Si les sucs de l'estomac sont trop
épais, ils ne peuvent pas pénétrer,
diviser & dissoudre les alimens qui res-
tant pour ainsi dire intacts, dans l'estomac, y acquièrent les qualités irritantes
ci-dessus; & ensuite en sont expulsés
par des nausées & vomissemens.

Les signes de l'épaississement des sucs
de l'estomac sont décrits 181 & les
causes 182 & 183.

3°. Si les sucs de l'estomac sont trop
aqueux, trop insipides, trop peu chargés de parties salines; s'ils ne sont pas
doués d'une qualité savoneuse, ils ne
peuvent diviser ni dissoudre les alimens
qui séjournant dans l'estomac, y contractent les vices ci-dessus, & pour ces
raisons en sont expulsés,

Les ſignes de l'inſipidité des ſucs de l'eſtomac ſont décrits 184 & ſes cauſes ſont détaillées 185 & 186.

4°. Si les ſucs de l'eſtomac ſont très-âcres, ils irritent continuellement l'eſtomac, & cauſent la convulſion de ce viſcère qui produit les nauſées, les rôts, les hoquets & les vomiſſemens.

Les ſignes de l'âcreté des ſucs ſont décrits 187, & ſes cauſes 188 & 189.

5°. Si les ſucs de l'eſtomac ſont aigres, ils picotent continuellement les fibres nerveuſes de l'eſtomac ; & de ces picotemens réſulte la convulſion de l'eſtomac qui produit les nauſées, les rots, les hoquets & le vomiſſement.

Les ſignes de l'aceſcence ou aigreur des ſucs de l'eſtomac, ſont la bouche aigre, le matin à jeun, ou après les repas & des nauſées aigres.

Les abus des ſix choſes non-naturelles qui donnent le plus communément lieu à l'aigreur des ſucs de l'eſtomac, ſont les alimens aigres, tels que ceux qui ſont aſſaiſonnés de citron & de vinaigre, les fruits aigrelets, les laitages, la vie ſédentaire & la triſteſſe.

La groſſeſſe, les ſuppreſſions de règles, la paſſion hyſtérique & hypocondriaque cauſent ſouvent l'aigreur des ſucs de l'eſtomac,

6°. Si les alimens font de mauvaife qualité, tels que les os, les tendons, les cartilages, les peaux, les membranes, les gouffes & les peaux de légumes, les herbages, les peaux de fruits; les méts trop gras, trop affaifonnés de beurre, tels que les pâtifferies; les viandes trop compactes, telles que la chair de cochon, de bêtes fauves, les viandes noires, & les poiffons dont la chair eft compacte & huileufe, tels que l'anguille & le faumon; tous ces alimens indigeftes ne peuvent être fuffifamment ramollis, humectés, divifés & diffous par les fucs de l'eftomac; ils féjournent trop dans ce vifcère, s'y corrompent & deviennent affez irritans pour exciter les contractions convulfives de l'eftomac, & en conféquence les naufées & vomiffemens.

7°. Si on a pris une trop grande quantité d'alimens & de boiffons, même de bonne qualité, & au point que l'eftomac étant trop rempli & diftendu, il perde fon reffort & fa faculté de fe contracter; il ne peut plus agir fur les alimens qui fe gonflant par la chaleur de l'eftomac, & par la raréfaction de l'air, augmentent la diftention de l'eftomac; d'où s'enfuit la preffion contre le diaphragme & les muſcles du bas-ventre , qui étant gênés & preſſés par ce volume extraordinaire de l'eſtomac , fe contractent fortement & compriment, à leur tour , l'eſtomac , aſſez violemment pour cauſer des nauſées & vomiſſemens.

Les ſignes de cette eſpèce de léſion de la digeſtion , nommée vulgairement indigeſtion , font le gonflement de la région de l'eſtomac , la reſpiration gênée & précipitée , le pouls plein , la tête embarraſſée & douloureuſe , la peſanteur & mal-aiſe de tout le corps , des rôts , des nauſées & des vomiſſemens. Quelquefois l'indigeſtion eſt accompagnée des ſymptômes les plus graves ; le délire & la fiévre s'y joignent ; quelquefois la lypothimie & l'aſphyxie ſurviennent ; le malade eſt pâle, le pouls eſt preſque inſenſible, les extrémités ſe roidiſſent ; quelquefois l'apoplexie eſt cauſée par l'indigeſtion.

Les cauſes de l'indigeſtion font ou la trop grande quantité d'alimens & de boiſſons , même de bonne qualité, ou des alimens indigeſtes , ou des alimens qui , quoique, d'une qualité ſaine, pour le plus grande nombre , font indigeſtes pour tel ou tel individu.

E 4

L'indigestion peut être causée par la métastase subite de quelque virus, tel que la goutte, le rhumatisme, &c ; ou par des suppressions d'évacuations, ou par la fiévre.

8°. Les vomissemens peuvent être causés par de violens accès de passions qui excitent les contractions convulsives de l'estomac, par des blessures, des poisons, &c.

Les vomissemens peuvent être causés par l'obstruction du pylore ; ils peuvent être causés par la foiblesse de la tunique musculeuse de l'estomac, qui alors, ne se contractant que foiblement, se laisse engorger au point qu'étant enfin très-distendu, il excite, comme nous venons de le dire, les contractions du diaphragme & des muscles du bas-ventre. Les vomissemens produits par cette dernière cause, ont souvent lieu dans les vieillards ; ils ont aussi quelquefois lieu dans les gens du moyen âge, qui ayant beaucoup fatigué leur estomac, par des excès d'alimens & de boissons, & par de fréquentes indigestions, ont affoibli la tunique musculeuse de ce viscère.

225   La digestion est lésée 3°, lorsque, pendant long-temps, après le repas, on

fent des pefanteurs & gonflemens d'eftomac, fans chaleur & fans douleurs
vives ; lorfqu'on a beaucoup de rôts &
de vents par le haut, qui n'ont point
d'odeur, & qui feulement, quelquefois,
rapportent le goût des alimens tels
qu'on les a pris.

Ces fignes annoncent que la digeftion eft lente ; cette lenteur de la digeftion qui n'eft accompagnée d'aucuns fignes de corruption, peut être
caufée par des alimens indigeftes, ou par
une trop grande quantité d'alimens &
de boiffons de bonne qualité. Par ces
deux caufes, la faculté naturelle qu'a l'eftomac de fe contracter & d'agir fur les
alimens & de les comprimer, eft affoiblie ; & en conféquence les alimens
féjournent dans l'eftomac, plus long-
temps qu'ils ne le devroient ; alors l'air
contenu dans les alimens, fe raréfiant, il
gonfle l'eftomac, excite quelques contractions qui expulfent des vents par
le haut, & pouffent en même temps
par le pylore, des portions d'alimens ;
mais l'eftomac ne fe vidant que lentement par le pylore ; la pefanteur, le
gonflement de l'eftomac, les rôts &
vents fubfiftent long-temps après le
repas. La lenteur de la digeftion eft

E 5

souvent caufée par l'âge. En général
plus on excède l'âge de 45 ans, plus
la digeftion eft lente. La lenteur de la
digeftion eft quelquefois caufée par un
commencement de paralyfie de la tunique mufculeufe de l'eftomac. Lorfqu'en même temps qu'on voit des impreffions de paralyfie fur le vifage ou
fur les membres , on apperçoit la lenteur de la digeftion ; on a lieu de juger
que la tunique mufculeufe de l'eftomac
eft auffi atteinte d'un commencement
de paralyfie. Quelquefois la lenteur
de la digeftion eft habituelle & fubfifte
dès l'enfance ; alors c'eft un défaut, ou
une foibleffe de conftitution.

226   La digeftion eft léfée 4°, lorfqu'on
fent fréquemment une chaleur que les
malades comparent à la fenfation que
cauferoit un fer chaud ; lorfqu'après
le repas , on fent de la douleur dans l'eftomac, avec une chaleur qui fe propage
le long de l'œfophage jufqu'à la gorge.
Ces léfions font accompagnées de foif,
de rôts, de vents par le haut , qui
n'ont point d'odeur , mais qui laiffent
une fenfation de douleur. Ces douleurs
& chaleurs dans l'eftomac ne peuvent
exifter fans que les contractions de ce
vifcère ne foient très fortes & très-fré-

quentes ; par conféquent les alimens ne
peuvent refter long-temps dans l'eftomac ; ils font expulfés dans l'inteftin
duodenum, avant d'avoir été fuffifamment travaillés dans l'eftomac, d'où
réfulte une digeftion trop précipitée, &
par conféquent mauvaife. Les caufes de
cette efpèce de léfion de la digeftion,
font ou des excès habituels d'alimens,
& de boiffons âcres, de paffions ardentes, des excès de veilles & de travaux contentieux. Tous ces abus de
ces chofes non-naturelles, excitent des
contractions trop fortes & trop fréquentes de la tunique mufculeufe de
l'eftomac. Lorfque ces abus n'ont pas
lieu, on ne peut attribuer ces irritations de l'eftomac, qu'à l'âcreté des fucs
digeftifs qui font infectés par l'acrimonie de quelque virus, tel que le dartreux, le rhumatifmal & le goutteux ;
ou par les humeurs de quelques excrétions fupprimées.

Lorfque les chaleurs & douleurs d'eftomac font très-vives, qu'elles ne permettent pas la plus legère preffion fur
la région épigaftrique, que la bouche
eft très-sèche, la foif extrême, le pouls
très-ferré & très-fréquent ; l'eftomac eft
enflammé. Les mauvais champignons &

diverfes efpèces de poifons caufent des irritations de l'eftomac de la plus grande violence. Voyez la 22ᵉ claffe, fection des poifons.

227   La digeftion eft léfée 5°, lorfqu'on rend fréquemment, fans efforts, des gorgées d'alimens prefque tels qu'on les a avalés ; cette efpèce de léfion de la digeftion eft caufée par l'obftruction du pylore. Voyez la claffe des léfions des excrétions.

228   La digeftion eft léfée 6°, d'une manière qui menace très-prochainement de maladies aiguës très-graves, lorfque la bouche eft très-mauvaife, amère, aigre, fade, puante ; lorfque la faim eft abolie; que la répugnance pour toute efpèce d'alimens eft extrême ; & lorfque la langue eft chargée d'un fédiment très-épais, de quelque couleur qu'il foit.

    Les abus des fix chofes non-naturelles qui caufent ces efpèces de léfions de la digeftion à ce haut degré, font ceux cités 182, qui exiftent depuis long-temps, & qui ont été portés à l'extrême. Les maladies citées 183, entraînent auffi les léfions de la digeftion au plus haut degré.

229   Le travail qui s'exécute dans l'efto-

mac fur les alimens & boiffons, eft la première partie de la digeftion. La feconde partie de la digeftion s'opère dans les inteftins, par le concours de leur action & leur mouvement périftaltique ; par le concours de l'action du diaphragme & des mufcles du bas-ventre ; par le concours de la bile cyftique & hépatique, par le concours du fuc du pancréas, des fucs des inteftins, & par le concours des vaiffeaux lactées & des fucs des glandes du méfentère.

Tous ces concours étant néceffaires pour que la feconde digeftion s'exécute dans fa perfection, on fent qu'elle fera léfée ; 1°, fi le travail de l'eftomac fur les alimens, n'a pas été bien fait ; 2°, fi l'action & le mouvement périftaltique des inteftins font trop foibles, trop lents, ou trop forts & trop précipités ; 3°, fi l'action & preffion du diaphragme & des mufcles du bas-ventre, font trop fortes, trop précipitées ou trop foibles ; 4°, fi la bile, le fuc du pancréas, les fucs des inteftins font en trop petite quantité ou de mauvaife qualité ; 5°, fi les vaiffeaux lactées & les glandes du méfentère n'ont pas leur ton, & s'ils font obftrués.

La digeftion eft léfée 7°, dans les 230

inteſtins, toutes les fois qu'elle a été très-notablement léſée dans l'eſtomac par les cauſes ci-deſſus, attendu que les cauſes qui ont diminué la quantité & altéré les qualités des ſucs de l'eſtomac, produiſent ordinairement les mêmes effets ſur les ſucs des inteſtins ; & que les alimens qui ont été très-indigeſtes dans l'eſtomac, & qui n'y ont ſubi aucune altération, ne ſauroient être bien digérés dans les inteſtins.

Lorſque les cauſes des léſions de la digeſtion dans l'eſtomac ſont très-peu fortes, & qu'elles ſont produites par un vice particulier à l'eſtomac, qui n'eſt pas très-conſidérable ; par exemple, s'il n'y a qu'un engorgement de quelques vaiſſeaux ſecrétoires des ſucs gaſtriques, cauſé par la foibleſſe de ces vaiſſeaux, ou une foibleſſe particulière de la tunique muſculeuſe de l'eſtomac ; il en réſultera des lenteurs de la digeſtion dans l'eſtomac. Mais quoique la digeſtion ait été lente dans l'eſtomac, & qu'elle n'y ait pas été parfaite ; ſi les ſucs des inteſtins, la bile, & le ſuc du pancréas ſont abondans & de bonne qualité, ſi les fibres charnues des inteſtins ſont vigoureuſes ; la digeſtion qui a été lente & imparfaite dans l'eſ-

tomac, fera perfectionnée dans les inteftins. C'eft pour ces raifons qu'on voit
quelques individus délicats qui ont
conftamment tous les fignes de lenteur
de la digeftion dans l'eftomac (225),
& qui cependant parviennent à un âge
très-avancé , fans que ces lenteurs de la
digeftion dans l'eftomac foient fuivies ,
d'autres léfions de la digeftion , capables d'altérer la fanté de ces individus.

La digeftion eft léfée 8°, dans les 231
inteftins , lorfqu'il n'y a eu aucun figne
de léfion dans l'eftomac , & qu'on
découvre par les fignes fuivans qu'elle
eft léfée dans les inteftins. Ces fignes
font des pefanteurs, des gonflemens,
mal-aifes , douleurs , chaleurs dans
la région ombilicale ; quelque temps
après le repas , des borborygmes dans
les inteftins , des vents très-fréquens
par le bas , & enfin diverfes efpèces
de diarrhées.

Ces embarrras , gonflemens, pefanteurs, & douleurs , font caufés ou par
la trop petite quantité de la bile, du
fuc du pancréas , des fucs des inteftins , ou par les mauvaifes qualités de
ces fucs , ou par des alimens qui n'ont
pas fubi dans l'eftomac la première

digeſtion, & qui fatiguent les inteſtins, ou par le défaut d'action , ou par une trop grande action de la part des inteſtins ſur les alimens ; ou ils ſont cauſés par la trop grande quantité ou la mauvaiſe qualité des alimens & boiſſons ; ou ils ſont cauſés par les paſſions ou les autres abus des ſix choſes non-naturelles. Le défaut de la bile & des autres ſucs digeſtifs des inteſtins & leur mauvaiſe qualité, la trop grande action, ou l'action trop foible des inteſtins ſur les alimens , produiſent dans les inteſtins des effets pareils à ceux que nous avons décrits dans les huit paragraphes précédens, à l'égard de l'eſtomac, & que nous avons dit être cauſés par le défaut ou les mauvaiſes qualités des ſucs gaſtriques , ou par l'action trop forte ou trop foible de la tunique muſculeuſe de l'eſtomac. Il y a, de plus, des cauſes particulières dans les inteſtins , qui peuvent léſer la digeſtion dans ce canal , quoiqu'elle ait été bien faite dans l'eſtomac.

1°. La longueur des inteſtins grêles, leurs différens replis, leur tetour ſur eux-mêmes, leurs valvules, ſont des raiſons pour que les alimens ſéjournent dans les inteſtins , beaucoup plus de

temps que dans l'eftomac. De plus,
quelques parties d'alimens peuvent s'arrêter par les valvules des inteftins, s'y
corrompre & altérer la qualité des fucs
digeftifs & celle des nouveaux alimens.
2°. Les vaiffeaux fecrétoires de la bile,
du fuc du pancréas, des fucs des inteftins, peuvent être plus foibles que
les vaiffeaux fecrétoires des fucs gaftriques ; par conféquent les fucs digeftifs
des inteftins feront moins bien travaillés & moins propres à la digeftion.
3°. Les fibres mufculeufes des inteftins
peuvent être beaucoup plus foibles que
les fibres de la tunique mufculeufe de
l'eftomac ; par conféquent, l'action
des inteftins fur les alimens, ne fera pas
fuffifante pour une bonne digeftion.
4°. Il peut y avoir des embarras & des
obftructions ou d'autres vices dans les
organes des fucs digeftifs des inteftins,
tandis que l'eftomac eft bien difpofé, &
qu'il conferve même, quelquefois, fa
bonne difpofition, pendant long-temps,
malgré les vices des autres organes du
bas-ventre.

C'eft par les raifons expofées dans
les quatre articles ci-deffus, qu'une grande quantité d'alimens, & que des alimens difficiles à digérer qui n'ont point

cauſé de léſions dans la digeſtion de l'eſtomac, en produiſent de conſidéra-bles dans la ſeconde partie de la digeſ-tion qui s'opére dans les inteſtins. C'eſt par ces raiſons que les paſſions & autres abus des ſix choſes non-naturelles qui ne troublent pas la digeſtion dans l'eſ-tomac, l'altèrent quelquefois violemment dans les inteſtins. C'eſt par ces raiſons que les peſanteurs, le gonfle-ment, les douleurs dans le bas-ventre, & les diverſes eſpèces de diarrhées ont ſouvent lieu, quoique l'eſtomac ait bien fait ſes fonctions.

232 Les principaux effets des léſions de la digeſtion dans les inteſtins, & auxquels l'eſtomac ſouvent ne contribue pas, ſont la diarrhée bilieuſe, la diarrhée ſéreuſe, & la diarrhée ſtercorale.

La diarrhée bilieuſe eſt accompagnée de douleurs ſouvent fort vives dans le bas-ventre; les felles ſont jaunes & cauſent ſouvent des chaleurs & cuiſſons au fondement. Cette eſpèce de diarrhée eſt cauſée par l'abondance de la bile, ou par ſon âcreté; par ces deux cauſes, les inteſtins ſont irrités, le mouvement périſtaltique eſt accéléré & produit la fréquence des felles.

L'abondance de la bile a lieu dans

quelques individus, plus que dans d'autres.

L'âcreté de la bile eſt produite par les mêmes cauſes que l'âcreté des ſucs digeſtifs de l'eſtomac (187).

Ce que nous avons dit des ſucs de l'eſtomac, doit s'appliquer à tous les ſucs digeſtifs.

Dans la diarrhée ſéreuſe, les ſelles ſont en plus grande partie de l'eau qui eſt preſque lympide, des glaires & des excrémens détrempés. Les douleurs n'ont ordinairement lieu dans ces eſpèces de diarrhées, que dans les momens qui précèdent les ſelles.

Cette eſpèce de diarrhée eſt cauſée, ſouvent, par une trop grande quantité d'alimens ou par des alimens indigeſtes qui irritant les inteſtins, augmentent le mouvement périſtaltique & précipitent vers le fondement les ſéroſités, les glaires, & tout ce qui eſt contenu dans le canal inteſtinal.

Les autres cauſes de cette eſpèce de diarrhée ſont ordinairement les mêmes, que celles qui produiſent l'inſipidité & la ſurabondance des ſucs de l'eſtomac (184), ces cauſes étant communes à tous les ſucs digeſtifs.

Dans la diarrhée ſtercorale, les ſelles

ſont moins liquides que dans les précédentes diarrhées ; elles ne ſont que
molles & point formées ; les ſelles ſont
peu fétides , ou elles ſont extrêmement
puantes. Les ſelles peu fétides ſont
cauſées par des alimens difficiles à digérer qui irritent les inteſtins & en
accélèrent le mouvement périſtaltique
qui expulſe les alimens , avant que le
chyle & les parties fluides n'aient été
abſorbées par le vaiſſeaux laċtées. Les
ſelles extrêmement puantes ſont cauſées
par des alimens qui ſe ſont corrompus
dans les inteſtins , les irritent & déterminent la fréquence des ſelles.

Les autres cauſes de la diarrhée ſtercorale ſont ordinairement les mêmes
que celles qui produiſent l'épaiſſiſſement des ſucs de l'eſtomac (181),
& qui ſont communs à tous les ſucs
digeſtifs.

Il y a d'autres eſpèces de diarrhées,
ſavoir, la lienterie dans laquelle, les
ſelles fréquentes ſont formées d'alimens
non-digérés & de chyle ; le flux cœliaque dans lequel, les ſelles fréquentes
ſont formées d'alimens non-digérés &
d'alimens mal-digérés ; le flux hépatique dans lequel, les ſelles ſont teintes
d'un ſang qui reſſemble à de la lavure

de chair. Ces efpèces de diarrhées font ordinairement des effets de maladies compofées, ainfi que nous l'expliquerons dans la claffe des léfions des excrétions.

La digeftion eft léfée 9°, dans les inteftins, lorfqu'on a l'efpèce de friffon que nous avons décrit (52), art. 3. C'eft l'obfervation conftante qui a appris que cette efpèce de friffon qui eft prefque toujours le commencement des fiévres humorales, putrides, malignes, intermittentes, & de plufieurs autres efpèces de maladies; eft toujours produite par une grande quantité de mauvais fucs réfultans de mauvaifes digeftions. Soit que ces mauvais fucs foient fimplement introduits dans les vaiffeaux lactées qu'ils engorgent & irritent; d'où réfulte l'irritation du plexus nerveux méfentérique; & que de cette irritation dés nerfs de ce plexus, il s'en fuive l'irritation de tout le fyftême nerveux, qui refferrant tous les petits vaiffeaux, y arrête ou ralentit beaucoup la circulation & le mouvement inteftin des liqueurs; foit que ces fucs épais, groffiers & peu fluides, étant paffés dans le fang, & étant pouffés par la circulation, dans les petits vaiffeaux lymphatiques, ils les bouchent, y arrêtent & retardent la circulation. La circulation étant arrêtée, ou très-diminuée, le mouvement des liqueurs & des vaisseaux, qui est le principe de la chaleur, n'ayant plus lieu, la sensation de froid qui succède, ou le frisson sera d'autant violent, & il subsistera d'autant plus long-temps, (on a vu périr des malades dans des frissons de fiévres intermittentes ; plusieurs périssent dans les frissons, des redoublemens de fiévres putrides & malignes), qu'il y aura une plus grande quantité de mauvais sucs ; & que ces sucs seront plus épais & plus grossiers ; & qu'il faudra plus de temps pour que les forces du cœur & des artères, qui font excitées & augmentées par les obstacles à la circulation , puissent atténuer , briser & pousser avec violence, ces matières grossières qui bouchent les derniers petits vaisseaux.

L'espèce de frisson , article 13 du paragraphe 52, est si bien un signe des léfions de la digestion dans les intestins, qu'il est constaté par l'observation, que plusieurs maladies, par exemple, des espèces de pleuréfies, péripneumonies, catarres, &c. commencent par un frisson ; & que dans les commencemens de ces maladies, on ne découvre aucun autre figne de léfion de la digeftion; mais que peu après ces friffons, la langue fe charge d'un fédiment qui devient promptement très-épais, la bouche devient extrêmement mauvaife, la répugnance pour les alimens eft fi grande, que leur nom feul fait une impreffion défagréable. Il furvient des naufées fades, aigres, amères, des vomiffemens de matières d'un goût infupportable, des felles très-fétides ; les friffons fe renouvellent dans les redoublemens de fièvre. Enfin tous les fignes les plus marqués des léfions de la digeftion fuccèdent à cette efpèce de friffon, dans plufieurs efpèces de pleuréfie & péripneumonie ; & ce friffon prouve au Médecin que ces léfions de la refpiration & autres maladies qui ont commencé par cette efpèce de friffon, font caufées par les léfions de la digeftion, & il agit en conféqüence.

La digeftion eft léfée 10°, dans **234** l'eftomac & dans les inteftins, lorfqu'on voit en même temps dans un malade les fignes décrits à l'égard de l'eftomac (223, 224, 228), & les fignes des léfions décrites (231 & 233);

par exemple, un malade a la bouche très-mauvaise, la langue chargée, des vomissemens de matières aigres, amères & corrompues, des diarrhées de matières très-fétides; si avec ces accidens il éprouve quelques frissons, & s'il n'a nul appétit, ce malade a la digestion léfée dans l'estomac & dans les intestins. Par exemple, dans la dyssenterie, la digestion est léfée dans l'estomac & dans les intestins. Dans le cholera-morbus, dans la lienterie, dans la passion iliaque & la passion cœliaque, la digestion est violemment léfée dans l'estomac & les intestins.

235 La digestion est léfée 11°, lorsque les diverses causes de ces lésions agissent en même-temps; par exemple, si un malade ayant les sucs digestifs très-épais, se nourrit d'alimens très-grossiers, très-indigestes, très-âcres; s'il fait des excès de liqueurs spiritueuses, des excès de travaux; s'il essuye la suppression de quelques excrétions; s'il est atteint de quelque virus dont l'impression se fait sur les organes de la digestion; il éprouve des lésions de la digestion produites par diverses causes; alors il a une maladie compliquée.

236 Lorsque la digestion est léfée, le
chyle

chyle qui en eft le réfultat, étant ou mal travaillé dans l'eftomac & les inteftins, ou étant fouillé par des fucs d'alimens corrompus, ou par des alimens & boiffons âcres, ou étant formé d'alimens dont les fucs font très-épais & groffiers, ou d'alimens aqueux qui font dénués de mucilages & de parties falines; il porte tous ces vices dans le fang & dans tous les organes; il altère tout; la refpiration eft gênée, la circulation du fang eft empêchée; enfuite elle eft excitée & accélérée avec violence; d'autres fonctions font très-léféees, ou totalement abolies.

Les fecrétions font empêchées ou elles font viciées; & ce mauvais chyle qui vient dans les organes fecrétoires des fucs digeftifs, les infecte & les difpofe à contribuer à des digeftions encore plus mauvaifes; d'où réfulte un chyle encore plus nuifible, & par ce cercle vicieux, le chyle empirant de plus en plus, les fluides de bonne qualité font remplacés par un fluide deftructeur; les vaiffeaux qui s'ufent par le mouvement ne font plus réparés, les forces s'éteignent, le corps s'exténue, & languit: il périt, fi la Thérapeutique ne vient, avec tous fes fecours, détruire le mal & rétablir l'ordre.

237 Nous venons de décrire, depuis (233 jufqu'à 235), toutes les principales efpèces de léfions de la digeftion; toutes celles qu'on peut obferver, ne diffèrent de celles décrites ci-deffus, que par le plus ou le moins. Nous avons indiqué toutes les caufes des principales efpèces de léfions de la digeftion; chaque efpèce de léfion de la digeftion qu'on peut obferver, ne peut être produite que par l'une ou plufieurs de ces caufes qui agiffent avec plus ou moins de violence.

Les diverfes efpèces de léfions de la digeftion qui font les plus communes, font celles qui font caufées par le défaut & par les mauvaifes qualités des fucs digeftifs. Les fignes du défaut & ceux de la mauvaife qualité des fucs digeftifs fe manifeftent fenfiblement dans les malades. Le Médecin apercevra facilement ces fignes, & diftinguera par conféquent ces diverfes efpèces de léfions. Les léfions de fonctions, les virus, les impreffions de caufes externes qui produifent d'autres efpèces de léfions de la digeftion, ont leurs caractères mar-

qués. Le Médecin ne pourra pas con-
fondre ces fecondes efpèces de léfions
de la digeftion avec les premièes.
Nous avons défigné les mauvaifes
qualités des alimens, les exès d'alimens & de boiffons, les paffions & les
autres abus des fix chofes non-naturelles qui peuvent caufer les léfions
de la digeftion. Par les queftions que
le Médecin fera au malade & aux
affiftans, il découvrira ces dernieres
caufes, & les diftinguera des précédentes.

Nous avons dit (236) que le chyle
mal travaillé, & de mauvaife qualité,
qui eft le réfultat des digeftions léfées,
peut produire les léfions de toutes les
autres fonctions. Nous avons dit (236)
que le chyle qui vient d'être produit
par une feule digeftion léfée, contribue à léfer la digeftion fuivante; d'où
il s'enfuit que la léfion de la digeftion,
la plus légère, par exemple, la lenteur
de la digeftion (22), fi elle produit
une feule fois un chyle groffier &
épais, ou fi les alimens féjournant
trop long-tems dans l'eftomac & les
inteftins, s'y corrompent ; ce mauvais
chyle & ces fucs corrompus altèreront
beaucoup la digeftion fuivante ; & cette

seconde digeftion léfée , rendra la digeftion fuivante encore plus mauvaife ;
& dans peu de temps la digeftion fera
léfée au point que la faim n'aura plus
lieu , la bouche fera très-mauvaife ,
la langue fera chargée , il furviendra
des naufées , des vomiffemens de matières très-mauvaifes & infupportables
au goût , des diarrhées de matières
très-corrompues & très-fétides , & des
friffons. Enfin la lenteur de la digeftion caufera , à la longue , toutes les
efpèces de léfions de la digeftion. Il
en eft de même des autres efpèces de
léfions de la digeftion ; chacune d'elles ,
quelque legère qu'elle foit dans fon
principe , peut , fi elle eft négligée ,
caufer toutes les autres , & les entraîner
au degré le plus grave.

238   De ce que nous avons dit (223),
il s'enfuit, 1°. que les abus & mauvaifes qualités des fix chofes non-naturelles , peuvent produire toutes les efpèces de léfions de la digeftion, 2°. Que
toutes les efpèces de léfions de la digeftion , peuvent être produites par un
très-grand nombre de léfions d'autres
fonctions ; par plufieurs maladies compofées aiguës , ou chroniques ; par les
virus, & par des caufes externes. 3°. Que

les léfions de la digeftion peuvent caufer les léfions de toutes les autres fonctions, & par conféquent des maladies compofées aiguës & chroniques de toutes les efpèces, ainfi que nous l'expliquerons dans les claffes fuivantes.

4°. Qu'il y a un très-grand nombre de léfions de la digeftion, eu égard à leurs diverfes caufes ; eu égard à leurs divers degrés d'intenfité ; eu égard aux maladies compofées aiguës ou chroniques, dont elles font tantôt caufes, & tantôt effets (ainfi que nous le verrons par la fuite), & eu égard aux divers virus & aux diverfes impreffions des caufes externes, avec lefquelles elles font fouvent compliquées.

Quoique les efpèces de léfions de la digeftion, foient pour ainfi dire, innombrables ; on peut, eu égard aux caufes qui les produifent, & aux effets qu'elles opèrent, les rapporter toutes, aux cinq efpèces principales ci-après. 1°. Les léfions de la digeftion qui font produites par les mauvaifes qualités & par les abus des fix chofes non-naturelles, & qui ne caufent d'autres léfions apparentes & fenfibles, que celles

qui ont un rapport immédiat à la digestion ; par exemple, la léfion de la
faim , de la foif, du goût, de la fecrétion de la falive, des felles liquides,
des vomiffemens ; & enfin qui ne caufent d'autre apparence de défordre,
que l'un ou plufieurs des fignes décrits (52, art. 13), excepté le friffon.

Nous confidérons les léfions de cette
1ʳᵉ efpèce, comme des maladies fimples.

2ᵇ. Les efpèces de léfions de la
digeftion qui font produites par les
abus & mauvaifes qualités des fix chofes non-naturelles, & qui, outre leurs
fignes propres, (52, art. 13) caufent plus ou moins de léfions conftantes
dans d'autres fonctions, telles que là
léfion de la circulation caractérifée par
les diverfes efpèces de fièvres; la léfion de la refpiration caractérifée par
la difficulté de refpirer, la toux fréquente; la léfion du fens univerfel
marquée par une douleur plus ou
moins vive à la tête ou au côté, ou
ailleurs. La léfion du fens interne
marquée par le délire, &c.

Ces fecondes efpèces de léfions de
la digeftion, font des caufes de maladies compofées. Pour connoître fi
les léfions de la digeftion, qui ont

lieu dans une maladie compoſée, ſont cauſes ou effets de cette maladie, il faut examiner ſi les léſions de la digeſtion ont précédé la maladie compoſée, ou ſi elles étoient les léſions les plus caractériſées & les plus fortes, dans l'inſtant où la maladie compoſée a commencé; ſi cela eſt, les léſions de la digeſtion ſont cauſes de la maladie compoſée. Par exemple, une maladie commence par un grand friſſon, des nauſées, des maux de cœur, ou envies de vomir, des vomiſſemens de matières aigres, amères & corrompues. Dans ce même inſtant le malade a une douleur au côté peu vive, il a un peu de toux, il reſpire avec un peu de difficulté; cette maladie eſt cauſée par les léſions de la digeſtion. Quoique par la ſuite la doleur du côté, la gêne de la reſpiration, la toux très-fréquente & très-douloureuſe, l'expectoration de crachats enſanglantés, & la fièvre, ſoient des ſymptômes plus violens que les léſions de la digeſtion; le Médecin ne doit pas perdre de vue, ou que les ſignes des léſions de la digeſtion ont paru les premiers, ou qu'ils étoient les plus violens dans l'inſtant où la

maladie a commencé, & que par conféquent cette maladie compofée eft
caufée par les léfions de la digeftion.
On doit porter le même jugement de
toutes les maladies compofées qui ont
été précédées par des léfions de la
digeftion, ou qui, dans l'inftant où
elles ont commencé, n'avoient point
de fymptômes auffi violens que ceux
des léfions de la digeftion.

3°. Les léfions de la digeftion qui
font produites par les abus & mauvaifes qualités des fix chofes non naturelles, & qui font jointes ou à la léfion
d'une autre fonction, ou à une maladie compofée aiguë ou chronique,
ou à un virus, ou à une impreffion
de caufes externes, font des léfions de
la digeftion, de la troifième efpèce.

Il arrive fouvent que les femmes
ont des fuppreffions de règles, ou des
maladies compofées aiguës, ou chroniques, qui font jointes à des léfions
de la digeftion, produites par l'abus
des fix chofes non-naturelles; il arrive,
fouvent, que les hommes ont des maladies compofées chroniques qui font
jointes à des léfions de la digeftion,
produites par l'abus des fix chofes non-
naturelles. Il n'eft pas rare de voir des
gens atteints de divers virus, ou de

diverfes impreffions de caufes externes , qui éprouvent en même-temps des
léfions de la digeftion , produires par
les mauvaifes qualités, ou abus des fix
chofes non-naturelles.

Si une femme a en même-temps
une fuppreffion de règles & plufieurs
léfions de la digeftion ; il faut favoir
fi la fuppreffion de règles, eft caufée
par les léfions de la digeftion ; ou fi les
léfions de la digeftion font caufées par
la fuppreffion des règles : ou fi la léfion
de l'une & de l'autre de ces fonctions ,
a chacune fa caufe particulière. Pour
cela il faut fe faire rendre compte par
la malade, de tout ce qui a précédé
l'une &. l'autre léfion ; de l'époque, à
laquelle l'une des léfions s'eft manifeftée ; du temps à laquelle l'autre léfion s'eft déclarée ; & de l'ufage qu'elle
a fait des fix chofes non-naturelles ,
& avant que l'une ou l'autre des léfions fe foit manifeftée ; & après que
l'une & l'autre ont été déclarées.
Par exemple, fi la malade qui eft atteinte de la léfion de ces deux fonctions, déclare qu'elle fe portoit très-
bien il y a un mois ; qu'alors elle avoit
fes règles ; & que par une très-grande
frayeur, ou que pour s'être baignée

dans l'eau froide, les règles se suppri-
mèrent subitement ; qu'elles ne sont
pas revenues à leur époque ordinaire ;
que malgré cette suppression, elle ne
ressentit d'abord aucune indisposition ;
qu'elle a continué depuis la suppression, pendant trois semaines, à avoir
son appétit ordinaire ; que pendant ces
trois semaines, elle a fait très-grande
chère, qu'elle a mangé beaucoup de pâ-
tisseries, de volailles très grasses, des
foies gras, des viandes noires, de
l'anguille, du saumon, des crêmes,
des petis-pois & autres mêts difficiles
à digérer ; mais que depuis environ
quinze jours, elle a tous les matins
la bouche mauvaise, qu'elle a des nausées qui ont l'odeur & le goût d'œufs
couvis, que sa langue est chargée,
& qu'elle a la diarrhée : & que malgré
toutes ces indispositions, elle a toujours continué à manger, autant qu'elle
a pu, de tous les mêts ci-dessus : mais
que depuis huit jours, ces accidens vont
toujours en augmentant, & qu'enfin
elle n'a plus d'appétit, & que même
elle a de la répugnance pour tous les
mêts qu'elle trouvoit ci-devant excellens. Cette femme ajoute qu'elle ne
peut pas être grosse.

Par le récit de cette maladie, on voit 1°, que les règles ont été fupprimées par une frayeur ou un bain froid ; 2°, que la digeftion n'a pas été léfée pendant les 15 premiers jours qui ont fuivi la fuppreffion ; 3°, que la malade a fait excès d'alimens difficiles à digérer ; 4°, que les léfions de la digeftion fe font manifeftées quinze jours après la fuppreffion des règles , & qu'elles ont fuccédé à un excès d'alimens indigeftes , & qu'elles ont augmenté à mefure que la malade a continué cet excès d'alimens indigeftes ; 5°, on voit que la léfion de l'une de ces fonctions n'eft pas caufe des léfions de l'autre ; 6°, que la fuppreffion des règles a fa caufe particulière qui eft la frayeur, ou le bain froid ; 7°, que les léfions de la digeftion ont leur caufe particulière qui eft l'excès d'alimens difficiles à digérer : par conféquent on voit que c'eft une maladie compofée-aiguë (44) qui a deux caufes.

Si un homme eft atteint d'une toux sèche fort fréquente, fi de temps en temps il crache du fang, s'il a plufieurs fignes de léfions de la digeftion ; il faut favoir fi la léfion de la digeftion eft caufée par la léfion de la refpiration ; ou fi la léfion de la refpiration est causée par la lésion de la digestion; ou si chacune de ces lésions, a sa cause particulière. Pour cela il faut se faire rendre compte de ce qui a précédé l'une & l'autre de ces lésions; de la lésion qui s'est manifestée la première, & de la manière dont le malade a vécu depuis que la première lésion s'est déclarée. Si le malade dit qu'il a toujours joui d'une bonne santé, qu'il supportoit tres-bien les excès de veilles, de liqueurs spiritueuses, & de Vénus; mais que depuis trois mois, il est atteint d'une toux sèche qui, depuis ce temps-là, a toujours été en augmentant, soit pour la force, soit pour la fréquence; que le crachement de sang reparoît aussi plus souvent; mais que malgré tous ces accidens, il a continué plus de deux mois, à jouir de son appétit ordinaire; qu'il s'est nourri des alimens dont la femme ci-dessus a fait abus, qu'il mangeoit avec excès, & que depuis une quinzaine de jours, seulement, il éprouve tous les signes de lésion de la digestion dont la femme ci-dessus se plaint. Ce malade n'a point de fièvre.

D'après ce récit on voit 1°, que les lésions de la respiration ont beaucoup précédé les lésions de la digestion;

2°, que depuis que le malade eſt atteint de léſions de la reſpiration, il a fait des excès d'alimens indigeſtes : 3°, que les léſions de la digeſtion, ont ſuccédé aux excès d'alimens indigeſtes ; 4°, que les léſions de la reſpiration, n'étant pas violentes & n'étant pas accompagnées de fièvres, elles ne peuvent pas avoir cauſé les léſions de la digeſtion : 5°, que les léſions de la reſpiration ont des cauſes particulières qui ſont les excès de veilles, de liqueurs ſpiritueuſes & de Vénus: 6°, que les léſions de la digeſtion ont une cauſe particulière qui eſt l'abus & l'excès d'alimens difficiles à digérer; par conſéquent le Médecin jugera que le malade eſt atteint d'une maladie compoſée de léſions chroniques & de léſions aiguës (46). Si un homme qui a une dartre très-conſidérable au bras, depuis un an, dit que cette dartre ne varie point, qu'elle eſt toujours au même degré, qu'elle ne lui cauſe aucune autre indiſpoſition, que quelques légères demangeaiſons: qu'il a toujours joui d'un appétit excellent; mais que depuis quinze jours, il a fait, comme la femme ci deſſus, abus & excès des alimens difficiles à digérer, & que depuis quinze jours

il éprouve toutes les léfions de la digeftion dont la femme ci - deffus s'eft
plainte ; le Médecin verra bientôt que
la dartre qui n'a pas varié, n'a pas caufé
les léfions de la digeftion , & qu'elles
font caufées par l'abus & l'excès des
alimens difficiles à digérer ; & que par
conféquent cet homme eft atteint d'une
maladie compliquée , favoir , du virus
dartreux & des léfions de la digeftion.

4°. Les léfions de la digeftion qui
ne font pas produites par l'abus des
fix chofes non - naturelles , mais qui
font caufées par les léfions d'une autre
fonction, ou par une maladie compofée aiguë, ou chronique, font des léfions
de la digeftion de la quatrième efpèce.

Pour favoir fi les léfions de la digeftion font effets des léfions d'une
autre fonction, ou d'une maladie compofée aiguë, ou chronique ; il faut
s'informer du malade, du temps où fa
maladie a commencé , & des indifpofitions par lefquelles elle a commencé.
Par exemple , une femme dit que fe
portant très-bien & ayant fes règles,
elle fut faifie d'un grand effroi, & que
fes règles furent fupprimées tout à-coup,
il y a un mois. Qu'immédiatement après
cette fuppreffion, elle a commencé à

fentir du malaife; que, cependant, elle a confervé fon appétit ordinaire pendant environ les trois premières femaines qui ont fuccédé à l'époque de la fuppreffion; mais que, depuis environ quinze jours, fon appétit a commencé à diminuer, que fa bouche a commencé à être pâteufe, & qu'enfin, depuis deux ou trois jours, elle a la bouche très-mauvaife, des naufées qui ont un goût & une odeur de corruption, & qu'elle n'a nul appétit : cette femme dit qu'elle ne peut pas être groffe. Cette femme ajoute que depuis l'époque de la fuppreffion des règles, elle s'eft nourrie d'alimens faciles à digérer, qu'elle n'a fait aucun excès, & qu'elle n'a commis aucun abus des fix chofes non-naturelles. On voit par cet expofé que la fuppreffion des règles a précédé les léfions de la digeftion; on voit que la malade n'a pas ufé d'alimens indigeftes, & qu'elle n'a commis aucun abus; on voit qu'excepté la fuppreffion des règles, il n'y a aucune des fix chofes non-naturelles, qui ait pu produire les léfions de la digeftion; on fait que les règles retenues font capables de léfer la fecrétion des fucs digeftifs, & d'en caufer l'épaiffiffement,

& en conséquence on aura lieu de juger que la suppression des règles, qui a
eu lieu subitement & qui a été suivie
d'un malaise qui a toujours continué
& qui a augmenté, est la cause des
lésions de la digestion.

Un homme très-sain & très-vigoureux fut atteint pour la première fois
de douleurs causées par la pierre dans
la vessie ; pendant quelque temps ces
douleurs étoient rares, & ne duroient
pas long-temps ; cet homme continuoit
à jouir de sa force & de son appétit ;
mais depuis deux mois, les douleurs
sont presque continuelles, le malade
n'urine que très-peu, la vessie est dis-
tendue, il passe toutes les nuits dans
la souffrance, il sent continuellement
le grand besoin d'uriner & ne rend
que de petites gouttes d'urine de loin
en loin. Cet homme n'a fait aucun
excès d'alimens & de boissons, il s'est
nourri d'alimens très-faciles à digérer,
il n'a commis aucun abus des six choses
non-naturelles ; cependant, depuis environ deux mois que les douleurs sont
devenues plus fréquentes & plus longues ; & sur-tout depuis que le malade
passe les nuits dans des souffrances continuelles, l'appétit a diminué peu-à-

peu ; enfin il eft aboli ; la bouche eft
très-mauvaife, la langue eft chargée,
le malade à des vomiffemens de matières très - amères & corrompues. Il
n'eft pas douteux que c'eft l'infomnie
& les douleurs continuelles & très-vives
qui ont léfé les fecrétions des fucs digeftifs, & qui en ont altéré les qualités, au point qu'ils font devenus im-
propres à la digeftion ; & que par conféquent c'eft l'infomnie & la douleur
continuelle qui font les caufes des léfions de la digeftion.

On doit porter le même jugement
dans toutes les maladies dans lefquelles
les léfions des digeftions ont été préce-
dées, pendant quelque temps, des léfions
d'une, ou de plufieurs fonctions qui font
capables de caufer les léfions de la digeftion.

5°. Les léfions de la digeftion qui
ne font pas produites par l'abus des fix
chofes non-naturelles, mais qui font
caufées par un virus ou par l'impreffion d'une caufe externe. Par exemple,
1°. Un homme jouit d'une fanté qui paroît parfaite, il fait très-bien toutes
fes fonctions, il ne commet aucun abus
des fix chofes non-naturelles ; mais il
eft fujet à la goutte, ou au rhumatif-

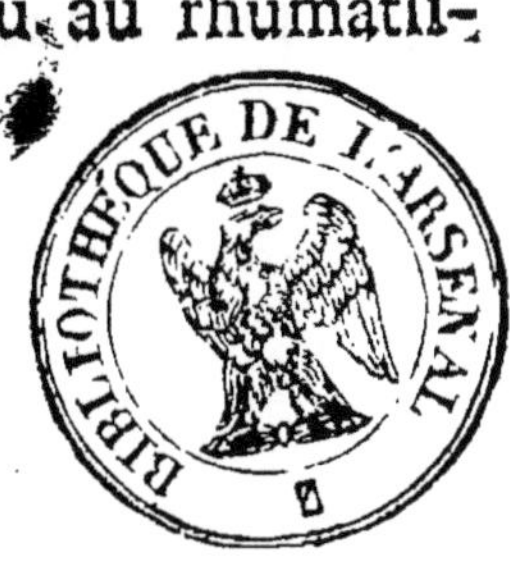

me, ou aux dartres. Les humeurs acrimonieuſes, au lieu de ſe porter à l'habitude du corps, vont ſe dépoſer en partie
ſur les organes de la digeſtion ; elles
y cauſent d'abord des douleurs paſ-
ſagères & légères, les digeſtions n'en
paroiſſent point altérées ; mais peu-à-
peu les douleurs augmentent, elles durent plus long-temps, l'appétit commence à manquer, il ſurvient des vomiſſemens & des diarrhées d'alimens
mal digérés ; enfin l'appétit n'a plus
lieu, la bouche eſt très-mauvaiſe, la
langue eſt très-chargée, il y a des diarrhées de matières très-fétides & quelquefois enſanglantées ; & l'obſervation
apprend que les malades atteints de ces
trois virus, ſont ſujets à ce que ces humeurs âcres ſe portent quelquefois ſur
les organes de la digeſtion, les irritent, en altèrent les ſucs, & en conſéquence, produiſent, à la longue, les
plus grandes léſions de la digeſtion.

D'autres fois, ces virus ſe portant à
l'habitude du corps, cauſent des douleurs ſi violentes & ſi continues, que
le ſommeil n'a plus lieu, & que les
fibres étant trop irritées & les liqueurs
trop agitées ; la nutrition ne ſe fait preſque plus, toutes les liqueurs devien-

nent âcres, toutes les fibres font pour ainfi dire dans le fpafme ou dans des mouvemens fpafmodiques; les organes & les fucs digeftifs participant à toutes ces altérations, les digeftions ne peuvent qu'être viciées.

2°. Un homme très-robufte & très-fain eft bleffé violemment par un inftrument contondant & déchirant; cette grande plaie caufe des douleurs vives, l'inflammation, la fièvre & enfin la fuppuration, quelquefois la gangrène. Les premiers jours de la bleffure, de la fièvre & de l'inflammation, le malade à la langue vermeille, il reffent de l'appétit : mais l'inflammation & la fièvre continuant, les fucs digeftifs font altérés, la falive eft en très petite quantité, elle eft épaiffe, la langue fe charge d'un fédiment épais; & quoiqu'avant la plaie, & les premiers jours de l'inflammation & de la fièvre, la digeftion fût en bon état, quoique le malade n'ait pris aucun aliment folide depuis la bleffure, il a les fignes des léfions de la digeftion; donc ces léfions de la digeftion font produites par l'impreffion de la caufe externe.

Nous avertiffons 1°. Que lorfque les 240 léfions de la digeftion de la troifième espèce, art. 3e, sont jointes à une maladie composée quelconque ; on doit se hâter d'employer les remèdes qui leur sont propres & qui sont ceux que nous prescrirons dans cette classe contre les lésions de la digestion, que nous regardons comme maladies simples. On doit d'autant plus se hâter de remédier à ces lésions de la digestion de la troisième espèce, qu'elles sont capables de produire souvent plus de mal que les maladies auxquelles elles sont jointes. En traitant ces lésions de la digestion, il ne faut pas négliger les lésions des autres fonctions auxquelles elles sont jointes ; & il faut satisfaire aux indications & contre indications détaillées dans le plan général de traitement, paragraphe 71 & suivans, & dans le traité de Thérapeutique, paragraphe 138, 139 & suivants.

On doit porter le même jugement des lésions de la digestion qui sont jointes à quelque virus, ou à quelques impressions de causes externes ; ainsi toutes les fois que les lésions de la digestion auront été précédées par l'action de quelque virus, ou par l'impression de causes externes, & qu'on sera assuré que le malade n'a commis aucun abus des six choses non-naturelles, il y aura

lieu de juger que ces léfions de la digeftion font caufées, foit par le virus, foit
par l'impreffion d'une caufe externe.

2°. Les léfions de la digeftion de la
quatrième efpèce, art. 4, font prévues
par les obfervations féméiotiques qui
apprennent que les léfions de telles fonctions, caufent les léfions de la digeftion ;
en conféquence on doit ordonner la
diète ténue dans les maladies qu'on fait
devoir caufer les léfions de la digeftion,
& fe hâter de remédier à la maladie
qui doit les caufer. Mais fi la maladie
eft chronique, fi le malade eft trop foible pour foutenir long-temps la diète
ténue ; on ne doit permettre que des
alimens très-légers, très-faciles à digérer, & en très-petite quantité. Si malgré ces précautions, on voit furvenir
des grandes léfions de la digeftion, on
ne doit employer les médicamens qui
font appropriés à rétablir la digeftion,
qu'avec la plus grande réferve, & les
plus grandes précautions, attendu que
ces médicamens affoibliffent le malade,
& ne peuvent pas rétablir complette-
ment la digeftion, tant qu'elle eft léfée
par la léfion d'une autre fonction qui fubfifte ; c'eft contre la léfion de cette
autre fonction qu'il faut travailler fans
relâche.

3°. Les léfions de la cinquième efpèce, art. 5°, qui font caufées par des
virus ou par des impreffions de caufes externes, font auffi prévues par la
Séméïotique; en conféquence il faut ordonner le régime le plus approprié pour
prévénir les léfions de la digeftion.
Si malgré cette précaution, les léfions
de la digeftion ont lieu, s'il n'y a point
de contre-indications qui défendent
abfolument les médicamens appropriés
aux léfions de la digeftion, il faut les
employer en même-temps que les re-
medes appropriés aux virus ou à l'impreffion de la caufe externe : on aura
attention de choifir les médicamens qui
ne nuifent pas au virus, & qui affoibliffent le moins le malade. Nous entrerons dans un plus grand détail fur
ces 4ᵉ & 5ᵉ efpèces de léfions de la digeftion, dans les claffes des léfions des
fonctions, produites par des virus & des
caufes externes.

Nous nous bornons dans cette claffe
au traitement des léfions de la digeftion,
confidérées comme maladies fimples, &
au traitement des léfions de la digeftion,
qui caufent, immédiatement, des maladies compofées ; nous prefcrirons ces
traitemens dans les fections fuivantes.

SECTION I.

Traitement des Léſions de la Digeſtion, conſidérées comme maladies ſimples.

Si les appétits & les inclinatiohs des 24r hommes n'étoient pas des obſtacles, le plus ſouvent inſurmontables, il ne ſeroit pas difficile aux Médecins de préſerver les individus bien conſtitués, des léſions de la digeſtion ; il ſuffiroit d'interdire aux divers individus les alimens indigeſtes, les liqueurs nuiſibles, les excès d'alimens & de boiſſons, & les autres abus des ſix choſes non-naturelles détaillés ci-deſſus, & de faire obſerver le régime qui eſt preſcrit pour chaque individu (119). Mais ces conditions étant preſque toujours rejettées, les Médecins ont rarement la ſatisfaction de préſerver de maladies qu'ils auroient pu facilement empêcher ; ils ſont preſque toujours bornés à ne combattre les maux, que lorſqu'ils ſont venus, & ſouvent lorſqu'ils ont fait des progrès indomptables.

Pour traiter méthodiquement les léſions de la digeſtion, tant qu'elles ſont maladies ſimples ; il faut examiner attentivement toutes ces léſions ; elles exiſtent tantôt en grand nombre, tantôt il n'y en a que deux ou trois, rarement il n'y en a qu'une ſeule. Pour que le malade n'en oublie point, il faut l'interroger ſur tous les ſignes de la digeſtion, paragraphe 52, art. 13, & on ſera aſſuré que les léſions de la digeſtion qu'on obſerve, ſont une maladie ſimple. Si le malade n'a aucun des ſignes des léſions des autres fonctions, qui ſont auſſi décrits dans les autres art. du paragraphe 52, ces léſions de la digeſtion étant reconnues pour maladies ſimples, il faut queſtionner le malade ſur les alimens dont il a fait uſage, ſur ſes occupations, ſur ſes excès, ſur ſes paſſions, & ſur l'uſage qu'il fait habituellement des autres choſes non-naturelles. Il faut examiner l'intenſité de ces léſions, voir ſi elles ont lieu dans l'eſtomac & les inteſtins en même-temps, ou ſeulement dans l'un de ces organes. Il faut examiner ſi les difficultés de la maſtication ou de la déglutition contribuent à ces léſions. Il faut s'informer des temps où ces léſions ont commencé, & de celles qui ont paru les premieres. Par ce procédé le jeune Médecin faiſant l'application de ce que

nous

nous avons dit à l'égard des fignes &
des caufes, verra prefque toujours dans
fa premiere vifite, la caufe ou les caufes
de ces léfions ; mais à fuppofer qu'il
n'en foit pas affuré dans fa premiere
vifite, il s'en affurera dans les fuivantes,
en interdifant lors de fa première vifite toute efpèce d'alimens, & en ordonnant une copieufe boiffon de la tifane N° 2, & en allant vifiter le malade
le lendemain ; ce fera le matin, fur-tout
avant que le malade ait avalé quelque
chofe, qu'il verra l'état de la bouche
qui, comme nous l'avons dit (178,
181, 184 & 187) fournit les fignes
de l'état des fucs de l'eftomac & ceux
des léfions de la faim & du goût &
de plufieurs autres léfions de la digeftion ; il infpectera en même-temps les
matières que le malade aura vomies,
celles qu'il aura rendues par les felles,
ou naturellement, ou par le moyen des
lavemens : il infpectera auffi les urines
dont la confiftance, la couleur & la
quantité concourent fouvent à donner
les fignes des degrés de léfions de la
digeftion. Si deux jours ne fuffifent pas
au Médecin pour connoître parfaitement les caufes de ces léfions, il doit
encore attendre pour employer des re-

mèdes énergiques : rien ne périclite dans ces maladies simples, pourvu que le malade s'abstienne d'alimens, & qu'il boive beaucoup ; la diète & l'eau étant l'un des meilleurs remèdes des lésions de la digestion, & suffisant très-souvent pour rétablir de grandes lésions de la digestion. Pendant le temps que le Médecin emploira à découvrir les causes, il continuera de travailler à s'assurer si ces lésions font une maladie simple ; pour cela il examinera avec grand soin, s'il n'y a pas de temps-en-temps quelques mouvemens de fièvre, s'il n'y a point eu de suppressions d'évacuations naturelles, ou de quelque évacuation particuliere à laquelle le malade soit sujet ; s'il n'y a point de figne de quelque virus, & s'il n'y en a point d'héréditaire dans la famille du malade.

243   Le Médecin étant bien assuré que les lésions de la digestion font une maladie simple ; ayant bien examiné leur nombre & le dégré d'intensité de chacune ; étant instruit du temps où elles ont commencé ; ayant reconnu les causes ; il doit commencer le traitement en se conformant au procédé suivant.

   1°. Si un individu se plaint de sentir un mal-aise général, un embarras,

des peſanteurs & gonflements dans l'eſtomac & le bas-ventre ; s'il rend beaucoup de vents par haut & par bas ;
s'il a quelques nauſées déſagréables ; ſi
ſes ſelles ſont plus fréquentes & plus
molles qu'à l'ordinaire, mais ſans beaucoup de fétidité ; s'il a moins d'appétit
qu'à l'ordinaire, s'il ne trouve pas le
goût ordinaire aux alimens, ſi le matin
à jeun la bouche eſt un peu fade ou
pâteuſe, ſi la langue n'eſt pas chargée,
ſi elle eſt ſuffiſamment humectée de ſalive ; ſi toutes ces léſions ne ſubſiſtent
que depuis deux ou trois jours, & ſi
le malade dit qu'antérieurement pendant pluſieurs jours, il a mangé plus
qu'à l'ordinaire, & des mets moins
faciles à digérer ; on lui ordonnera de
ne prendre aucun aliment ; de boire
toutes les demi-heures un verre de la
tiſane n° 2 ; & de prendre matin &
ſoir le lavement, n° 47 ou n° 48.
Ces léſions étant légères, n'étant pas
invétérées, n'ayant d'autre cauſe qu'un
peu plus d'alimens qui étoient moins
faciles à digérer ; il arrivera très-ſouvent que cette diète, & ce grand lavage pendant deux ou trois jours,
ſuffiront pour que toutes ces léſions
ſoient diſſipées, & que le malade ſe

trouve très-difpos, & qu'il reffente une
appétit très-vif. Le fecond jour que l'appétit fe fera manifefté avec vivacité,
& qu'il fe fera foutenu, le malade prendra un bouillon le matin ; à dîner une
petite foupe ; quatre heures après la
foupe, un bouillon ; & quatre heures
après ce bouillon ; une feconde petite
foupe ; le lendemain une petite foupe,
à déjeûner ; une feconde foupe à dîner ;
quatre heures après dîner , un petit
morceau de pain , & une troifieme
foupe quatre heures après le morceau
de pain. Ces jours-là le malade boira
de la tifane lorfqu'il aura foif. Le troifieme jour , le convalefcent mangera un
œuf frais avec des mouillettes à dîner ;
& boira de l'eau avec un quart de vin ;
les autres repas comme la veille. Le
lendemain une aîle de poulet à dîner ;
les jours fuivans, il augmentera, peu à
peu, chaque repas de peu de chofe,
de manière qu'il foit fept ou huit jours
pour parvenir à fa manière de vivre
ordinaire. Si le fecond ou le troifieme
jour que cette perfonne aura commencé
à prendre des alimens , elle reffent
quelqu'une des léfions de la digeftion
qu'elle éprouvoit ci-devant, il faut fur
le champ la remettre à la diète, & ob-

ferver, de nouveau, ſon état, qui ſe rapportera à l'un de ceux qui ſont décrits
ci-après, & dont il faudra faire le traitement.

2°. Si un individu éprouve toutes les
léſions de la digeſtion décrites, article précédent ; ſi le lendemain matin
on lui trouve la langue vermeille, ſi
la bouche n'eſt point humectée de ſalive, ſi le malade dit qu'il a la bouche
ſèche, depuis quelques ſemaines ; que
cette ſéchereſſe de la bouche ſubſiſte,
toute la journée, même après le repas ;
ces ſignes annoncent que les ſucs digeſtifs ſont en très petite quantité (178).
Si on reconnoît que le malade a été expoſé à quelqu'un des abus des ſix choſes non naturelles (179), ſi par exemple il a uſé d'alimens ſecs, difficiles
à digérer ; s'il boit très-peu dans ſes
repas, s'il s'eſt livré à des travaux fati-
gans, de corps ou d'eſprit ; s'il veille beaucoup ; s'il eſt tourmenté de quelques paſſions ; s'il y a long-temps qu'il mène ce
genre de vie ; on ſera aſſuré que les
léſions de la digeſtion, qu'il éprouve
ſont cauſées par le défaut des ſucs digeſtifs : dès-lors on lui preſcrira le régime, art. 1, du paragraphe 198. Lorſque tous les ſignes de léſions ſeront

diſſipés , le convaleſcent prendra, peu à peu , les alimens de la manière preſcrite 198, art. 1 , il les continuera pendant quelques mois, & il évitera les cauſes qui avoient donné lieu au défaut des ſucs.

3°. Si un individu reſſent toutes les léſions de la digeſtion , art. 1 de ce paragraphe, s'il a de plus , des vomiſſemens , long-temps, après le repas, s'il vomit des alimens non digérés , ſi dans ſes ſelles on reconnoît auſſi des alimens non-digérés , ſi les douleurs, peſanteurs, chaleurs & gonflemens de l'eſtomac & du bas-ventre , ont lieu, long-temps, après le repas; ſi les douleurs ſe calment pendant le repas , & pendant les premières heures qui ſuccèdent au repas; ſi le malade ſe plaint d'avoir la bouche chaude, âcre & quelquefois amère, & d'avoir ſouvent ſoif ; ſi la langue eſt nette, mais d'un rouge brun; ce malade a les ſignes de l'âcreté des ſucs digeſtifs (187) : ſi ce malade a été expoſé aux cauſes (188) , il n'y aura pas lieu de douter que ſes ſucs digeſtifs ſont âcres ; dès-lors on ordonnera le régime & les remèdes preſcrits 198, art. 4.

4°. Si un individu ſe plaint de toutes les léſions de la digeſtion, art. 1 de ce paragraphe; ſi de plus, il dit qu'il a continuellement la bouche pleine d'eaux fades, qu'il eſt obligé de cracher à tout moment, qu'il lui revient, de temps en temps, des gorgées d'eaux fades; il a les ſignes de l'inſipidité des ſucs digeſtifs (184); ſi ce malade mène une vie ſédentaire, s'il eſt apathique, s'il habite des lieux humides, s'il abuſe des autres choſes non-naturelles (185); on peut être perſuadé qu'il a les ſucs digeſtifs inſipides & trop abondans; en conſéquence, il faut lui ordonner la diète, & les remèdes 198, art. 3.

5°. Si un malade atteint de toutes les léſions de la digeſtion, art. 1 de ce paragraphe, a de plus, la bouche très-mauvaiſe, la langue fort chargée d'un ſédiment très-épais; ſi la faim eſt abolie, s'il a des vomiſſemens & la diarrhée, il a les ſignes de l'épaiſſement des ſucs digeſtifs à un haut degré 181. S'il a abuſé des choſes non-naturelles 182, il eſt évident que ce malade a une grande quantité de mauvais ſucs; il faut ſe hâter, pour éviter la fièvre qui menace, d'employer la diète & les remèdes preſcrits 198, art. 2, & le malade ne reprendra les alimens ſolides, que lorſque toutes ces léſions ſeront diſſipées, &

ſur-tout, il attendra que la bouche ne ſoit plus mauvaiſe, & que la langue ne ſoit plus chargée, quand même la faim ſeroit très-vive.

6°. Si un individu ſe plaint d'éprouver continuellement, pendant long-temps, après chaque repas, des peſanteurs & gonflemens d'eſtomac, ſans douleurs vives, & ſans chaleur; s'il rend beaucoup de vents par haut & par bas, ſi ces vents n'ont aucune odeur très-déſagréable, ſi ſeulement ils rapportent le goût des alimens; ce ſont les ſignes d'une digeſtion lente & difficile (225); ſi on découvre dans cet individu les ſignes du défaut ou de l'inſipidité, ou de l'épaiſſiſſement des ſucs digeſtifs cités ci-deſſus, il faut traiter ce malade qui a les digeſtions lentes, comme celui qui a les ſucs viciés de l'une des manieres ci-deſſus. Si ces digeſtions lentes ſont cauſées par une trop grande quantité d'alimens, ou par un uſage habituel d'alimens indigeſtes, & ſi ces abus n'ont produit aucune autre altération de la digeſtion, le malade n'a autre choſe à faire qu'à manger dorénavant plus modérément & à s'abſtenir de mêts indigeſtes. Si ces lenteurs de la digeſtion ont lieu dans un individu qui excède l'âge de 45 ans, quoique cet individu dife qu'il ne fait point d'ex- cès, qu'il fe prive d'alimens indigeftes, qu'il ne mange pas la moitié de ce qu'il mangeoit à 25 ans ; il ne lui faut aucun médicament, s'il n'a aucune autre lé- fion de la digeftion, & fi fes forces & fon embonpoint fe foutiennent. Il faut bien fe garder de lui confeiller des ftomachiques qui pourroient lui donner un appétit trop vif & nuifible à fon âge. Il faut l'avertir qu'au-deffus de 45 ans, on ne digère pas auffi faci- lement qu'à 25, qu'il perd beaucoup moins, qu'il a moins befoin de ré- parer : il faut lui confeiller de manger encore moins qu'il ne fait, & de n'ufer que d'alimens très-faciles à digérer. Si l'individu qui fe plaint de lenteur de la digeftion, eft foible & délicat, s'il dit que toute fa vie il a eu la digeftion lente ; fi cet individu dit que malgré ces lenteurs de la digeftion, il jouit de fa fanté, de fes forces & de fon em- bonpoint ordinare ; on doit lui confeil- ler de continuer à vivre à fon ordi- naire; mais s'il déclare que, depuis quel- que temps, il eft moins fort, & qu'il mai- grit, on examinera quels font les fignes des léfions de la digeftion qu'il éprouve,

G 5

& on ordonnera les remèdes & le régime appropriés à celle des cauſes ci-deſſus qu'on aura découverte. Si la diminution des forces & celle de l'embonpoint ſont cauſées par la léſion de toute autre fonction que la digeſtion, ou par quelque virus, on rapportera la maladie à la claſſe à laquelle elle appartient.

7°. Si un individu reſſent fréquemment des douleurs & une chaleur dans l'eſtomac, qu'il compare à la ſenſation que cauſeroit un fer chaud ; ſi ces douleurs & cette chaleur qui ſe propagent le long de l'œſophage juſqu'à la gorge, ſe renouvellent immédiatement après le repas, ſi elles ſont accompagnées de ſoif & de rots qui n'ont point d'odeur, mais qui laiſſent une ſenſation de chaleur & d'âcreté, ce ſont des ſignes que l'eſtomac eſt très-irrité, que ſes contractions ſont très-fortes & très-fréquentes, & que par conséquent la digeſtion eſt trop précipitée (226), & que les alimens ne ſéjournent pas aſſez long-temps dans l'eſtomac, pour y ſubir le travail de la premiere digeſtion ; ils paſſent dans les inteſtins ſans être ſuffiſamment ramollis, pénétrés & diviſés par les ſucs gaſtriques. Si ces irritations de l'eftomac font caufées par un long.ufage d'alimens âcres & de boiffons âcres & fpiritueufes, ou par de grands excès de veilles, de travaux contentieux, par des paffions ardentes, ou autres abus (188), il faut faire ceffer ces abus & réparer le mal qu'ils ont fait, en employant le régime & les remèdes (198) art. 4. Si ces irritations font caufées par des humeurs acrimonieufes de quelque virus, telles que la dartreufe, la goutteufe & la rhumatifmale qui fe font portées fur les organes de la digeftion, il faut attirer à l'habitude du corps, par des bains & des exutoires.

8°. Si un individu reffent des douleurs dans l'eftomac & dans le ventre; s'il a des vents par haut & par bas, s'il a des naufées & vomiffemens d'alimens non digérés, de vin, dont la couleur eft à peine changée; s'il rend par les felles, des alimens, non digérés, cet individu a une indigeftion qui eft caufée par une trop grande quantité d'alimens, ou par des alimens indigeftes, ou par des excès de liqueurs fpiritueufes ou autres boiffons, ou par un accès de paffion violente, ou par la mauvaife qualité & le défaut de fucs digeftifs. Quelle que foit la caufe de cette indigeſtion, il n'eſt queſtion que d'entretenir les évacuations par haut & par bas; il faut que le malade boive trois verres d'eau chaude, dans l'eſpace d'un quart d'heure, immédiatement après chaque vomiſſement; qu'il boive dans l'intervalle des vomiſſemens, toutes les demi-heures, un grand verre d'eau chaude; qu'on lui donne toutes les trois heures le lavement N° 48. Lorſque les douleurs, les vomiſſemens & le dévoiement feront ceſſés, on ceſſera l'eau chaude & les lavemens; on ordonnera la continuation de la diète ténue pour le lendemain. Si tous les accidens de l'indigeſtion étant ceſſés, on reconnoît quelqu'un des ſignes des léſions de la digeſtion rapportés dans l'un des articles précédens; on emploira le traitement preſcrit dans l'article des léſions qu'on aura reconnues : mais ſi l'indigeſtion ceſſée, le malade n'a aucun ſigne d'indiſpoſition, on lui permettra, le ſurlendemain de l'indigeſtion, de commencer à prendre un peu d'alimens ſolides dont il augmentera peu-à-peu les doſes les jours ſuivans. On l'avertira de ne pas s'expoſer aux indigeſtions qui ne ſont pas toujours auſſi peu dangereuſes que celles qui, comme la ſienne , s'évacuent naturellement par les vomiffemens & par les felles ; mais que celles dans lefquelles il ne fe fait point d'évacuations naturelles font le plus fouvent très-funeftes.

9°. Si un malade a une extréme répugnance pour toutes fortes d'alimens, s'il a la bouche très-mauvaife , la langue chargée d'un fédiment très-épais grifâtre , jaunâtre , brun ou noirâtre ou de quelqu'autre couleur ; s'il a des naufées fades, aigres , amères & infupportables au goût ; s'il a de temps en temps des vomiffemens de matières aigres , amères , corrompues ; s'il a des felles liquides, très-fétides ; s'il a, de temps en temps des friffons , quoiqu'ils ne foient pas fuivis de fièvre ; ce malade a tous les fignes des plus mauvaifes digeftions ; il touche au moment d'effuyer des maladies aiguës les plus graves. Toutes les efpèces de léfions de la digeftion , décrites dans les huit articles ci-deffus , étant négligées pendant plus ou moins de temps , parviennent , fuivant le plus ou moins de foibleffe & de délicateffe des individus, à ce point le plus grave, où elles caufent des maladies compofées. Les dangers dont menacent les violentes léfions de la digeftion qui fe manifeftent par une grande quantité de mauvais fucs, exigent qu'on évacue au plutôt les mauvais fucs; ainfi il faut fe hâter de donner l'émétique de la maniere prefcrite art. 2. 198. Immédiatement après que l'émétique aura terminé fes effets, on donnera la potion purgative N° 94. Une heure après que le malade aura pris la potion, il commencera à boire de la tifane N° 2. Il continuera à boire toutes les demi-heures alternativement la tifane N° 2, & la tifane N° 8. Dès que la potion purgative aura terminé fon effet, on donnera toutes les demi-heures une cuillerée de la potion N° 85, dans un verre de la tifane N° 2. On continuera cette potion le lendemain de la purgation. Le furlendemain de la potion purgative N° 94, on la réitérera. Après l'effet de la purgation, on continuera à donner, toutes les demi-heures, une cuillerée de la potion 85, dans un verre de tifane. Si après la première ou feconde purgation, on voit que les léfions de la digeftion font beaucoup moindres, & que la quantité des mauvais fucs eft beaucoup diminuée; on examinera fi la caufe qui, peu-à-peu, a produit ces léfions graves & cette énor-

me quantité de mauvais fucs, étoit ori-
ginairement, ou le manque de fuc, ou
des mauvaifes qualités des fucs, ou des
excès d'alimens, ou des paffions, ou
d'autres abus ; dès qu'on aura découvert
la caufe, on fuivra le traitement qui
eft prefcrit contre cette caufe dans l'un
des articles ci-deffus.

Il arrive fouvent que dans ces violentes léfions de la digeftion, il y a
des fignes différents : par exemple, il
n'eft pas rare de voir qu'un malade ait
en même-temps les fignes de l'épaiffiffement de fucs (181) caractérifés par la
bouche très-pâteufe & la langue chargée
d'un fédiment très-épais, & les fignes
de l'âcreté des fucs (187) caractérifés par
la chaleur, l'âcreté, la féchereffe de
la bouche & de la gorge & la très-
grande foif. Cette réunion de fignes
différens, a lieu dans des malades qui
ont commis les abus & les excès (182)
& les abus & les excès (188). On voit
auffi dans ces malades, des effets différens des léfions de la digeftion : tantôt ces malades vomiffent des matières
glaireufes, des matières très-épaiffes
& corrompues : tantôt ils vomiffent
des matières féreufes & très âcres ; tantôt il y a des felles très-épaiffes & très-

fétides ; tantôt il y a des selles séreuses, bilieuses, très-âcres , très-brûlantes & qui ont peu de fétidité.

Ordinairement les violentes lésions de la digestion dans lesquelles on observe des signes différens & des effets différens, font jointes à la fièvre, à une très-grande lassitude, à un grand mal-aise, à des douleurs fixes & considérables. & autres lésions ; alors il en résulte des maladies composées dont on prescrira le traitement, dans d'autres sections de cette classe.

Quelquefois ces diverses lésions de la digestion existent dans des malades qui se font livrés à divers excès, fans être jointes ni à la fièvre , ni à aucune lésion notable d autres fonctions ; alors la digestion étant la seule fonction qui soit léfée, & dont les signes se manifestent par l'état de la bouche, par les naufées & vomissemens , par les selles fréquentes & liquides, & par l'embarras & le mal-aise dans le bas-ventre ; le jeune Médecin doit regarder cet état, tout violent qu'il est, comme une maladie simple ; il ne doit s'occuper qu'à remédier aux lésions de la digestion ; mais le malade ayant commis des excès qui épaississent & corrompent les ſucs, & d'autres excès qui produiſent l'âcreté des ſucs, il faut réunir le traitement (198), art. 2, au traitetement (198), art. 4, de manière que ſi l'épaiſſiſſement & la corruption des ſucs, ſont le mal le plus conſidérable, c'eſt le traitement (198), art. 2, qui doit dominer; & réciproquement ſi les ſignes de l'âcreté, paroiſſent les plus redoutables, c'eſt le traitement (198) art. 4, qui doit dominer, obſervant de ſatisfaire aux contre-indications (75), & de ſe conformer à l'égard des médicamens aux obſervations Thérapeutiques 155, art. 4.

10°. Si un malade ſe plaint de borborygmes, de douleurs dans le ventre qui ſont vives, ſeulement, dans les inſtans qui précèdent les ſelles; ſi les ſelles ſont fréquentes & liquides; ſi ce malade n'a aucune léſion, excepté quelques-unes de la digeſtion; il eſt atteint d'une diarrhée ſimple qui eſt toujours ou ſéreuſe, ou bilieuſe, ou ſtercorale, & les excrémens ſont plus ou moins corrompus & fétides; l'inſpection des ſelles décidera de la qualité de la diarrhée; ſi les ſelles ſont très-ſéreuſes & peu fétides, c'eſt une diarrhée ſéreuſe; ſi les ſelles ſont très-jaunes, c'eſt une diarrhée bilieuse ; si les selles sont des excrémens, partie liquides, partie mous, de couleur brunâtre, la diarrhée est stercorale ; le plus ou moins de fétidité indiquera le plus ou le moins de corruption. Si dans ces diarrhées il n'y a aucun signe de lésion de la digestion dans l'estomac, & si on n'observe dans la bouche aucun des signes du défaut & de la mauvaise qualité des sucs digestifs, (ce qui est rare), il y a lieu de juger que ces diarrhées sont causées par la lésion de la digestion qui se fait dans les intestins, & que ce sont les sucs des intestins qui péchent; ou que ce sont des alimens de mauvaise qualité; ou de bon alimens qui ont été pris en trop grande quantité, & dont les effets ne se font pas manifestés dans l'estomac qui se trouve dans ces individus, plus fort que les intestins ; ou ce sont des passions ou autres abus qui font plus d'impression sur les intestins que sur l'estomac, eu égard à la foiblesse des intestins ; ou ce sont des excrétions supprimées, ou des fiévres ou des obstructions, ou d'autres maladies qui causent les diarrhées. Si elles sont causées par des suppressions d'excrétions, ou par des obstructions, ou par

d'autres maladies ; il faut les rapporter
à la claffe des léfions qui les ont produites. Si elles font caufées par des
excès d'alimens ou par des alimens de
mauvaife qualité ; il faut que les malades obfervent la diète ténue. Dans les
trois efpèces de diarrhées , qu'ils prennent matin & foir le lavement n⁰ 44,
qu'ils boivent abondamment de la tifane n° 21. Si les excès d'alimens ne
font pas habituels , s'il n'y a pas long-
temps qu'on fait ufage d'alimens de
mauvaife qualité ; deux ou trois jours
de diète ténue diffiperont ces trois efpèces de diarrhées. Mais fi les abus
font anciens ; la diarrhée fubfiftera après
deux jours de diète : alors dans la
diarrhée féreufe , on ordonnera au malade la potion n° 92 , ou la potion
n° 97 ; on lui fera boire toutes les
demi-heures la tifane n° 3 ; on lui
fera continuer la diète , la tifane , &
il fera purgé une feconde fois , le furlendemain de la purgation. Si la diarrhée eft bilieufe , le troifième jour de
la diète , le malade fera purgé avec la
potion n° 90. Dès le jour de la purgation , le malade boira toutes les
demi-heures un verre de tifane n° 8,
& quelquefois de la tifane n° 19. Le

sur-lendemain de cette purgation , le malade sera purgé une seconde fois , & on continuera jusqu'à ce que la diarrhée soit cessée. Si la diarrhée est stercorale, si les selles sont très-fétides , c'est un signe de corruption : le second jour de la diète , il faut purger le malade avec la potion n° 93 , & réitérer cette purgation tous les deux jours , & continuer la diète & la tisane n° 2.

Le plus souvent ces trois espèces de diarrhées simples , qui ne sont causées que par des abus passagers, cessent après la seconde purgation. Cependant il n'est pas rare qu'elles résistent, & cela arrive dans les cas où les sucs digestifs sont trop insipides , ou trop épais, ou trop âcres : pendant les quatre ou cinq jours de traitement, on découvrira les vices de ces sucs, & en conséquence on emploira le traitement qui conviendra , & qui est prescrit dans l'un des articles 2 , 3 ou 4 du paragraphe 198.

Toutes les autres espèces de diarrhées , telles que le flux cœliaque, le flux hépatique, la lienterie , la dyssenterie , sont parties de maladies composées , ainsi qu'on le verra , par la suite, dans cette classe.

SECTION II.

Des Maladies compoſées qui ſont cauſées par des Léſions de la Digeſtion dont le réſultat eſt un chyle épais & groſſier.

Lorſque la digeſtion eſt faite dans l'eſ- **244** tomac & les inteſtins, il en réſulte le chyle qui eſt pouſſé par les contractions des inteſtins dans les vaiſſeaux lactées, dont les orifices s'ouvrent dans l'intérieur des inteſtins, & dont les ramifications entre les deux lames du méſentère, portent une partie du chyle dans les veines méſaraïques, & portent l'autre partie dans le réſervoir de Pecquet ; de là le chyle eſt porté par le canal thorachique, dans la veine ſousclavière, enſuite dans la veine-cave, & enfin dans le cœur qui après l'avoir envoyé dans le poumon, le reçoit de nouveau pour le diſtribuer, par le moyen des artères, dans tout le corps. Lorſque le chyle eſt bien conditionné, il eſt très-propre à acquérir, dans le poumon & dans toutes les voies de la circulation, les qualités qui lui ſont néceſſaires pour être converti en sang, pour qu'il puisse remplacer les fluides qui se dissipent, pour réparer les solides qui s'usent, pour former la matière de toutes les secrétions, & pour entretenir toutes les fonctions en bon état.

245 Nous avons désigné (218) le concours des organes & des sucs qui sont nécessaires à la digestion. Nous avons indiqué (221) les conditions qui sont nécessaires pour que la digestion s'exécute dans sa perfection, & par conséquent pour que le chyle soit de bonne qualité. Nous avons assigné en général (221) les causes qui altèrent la digestion. Nous avons expliqué l'action de ces causes & leurs signes, depuis (222) jusqu'à (238).

246 Nous faisons observer que les alimens & boissons, & autres choses non-naturelles, produisent, à l'égard de la digestion, des effets divers, relativement aux diverses constitutions, & aux diverses dispositions des divers individus, ainsi que nous allons le prouver par quelques exemples.

1°. La quantité convenable d'alimens pour une digestion, est relative à la force & à la constitution des individus : par exemple, une livre d'ali-

mens & de boiſſons ſuffit pour quelques adultes petits , délicats & foibles ;
il en faut le double pour des adultes
moins foibles ; le triple pour d'autres
qui ne ſont pas foibles ; il en faut le
quadruple , & ſouvent davantage pour
des adultes , jeunes, forts, vigoureux ,
de la grande taille , & qui font beaucoup d'exercice , ou qui ſont livrés à
des travaux pénibles. Il y a encore
beaucoup de différentes proportions
d'alimens dans les conſtitutions intermédiaires de celles ci-deſſus. De-là il
réſulte que ce qui ſeroit excès pour
un adulte petit & foible , ſeroit très-
inſuffiſant pour un adulte grand &
fort.

2°. Tels & tels alimens ſont indigeſtes
pour pluſieurs individus, & ſe digèrent
facilement par d'autres : par exemple ,
un jeune homme vigoureux , qui fait
beaucoup d'exercice , qui a les fibres
muſculeuſes de l'eſtomac très-fortes ,
qui a une grande abondance de ſucs
digeſtifs qui ſont d'une excellente qualité , digère très-bien les viandes noires, les viandes graſſes , le fromage , la
pâtiſſerie , &c. Un jeune homme qui fait
peu d'exercice, qui a les fibres lâches,
les ſucs digeſtifs épais & inſipides ,

éprouve des indigestions, ou fait de très-mauvaises digestions, lorsqu'il mange de ces mêts.

Un paysan, qui cultive les champs, mange, chaque jour, trois ou quatre livres de pain de fèves & de pois, & il se porte très-bien : une femme délicate & foible qui mangeroit trois ou quatre onces de ce pain lourd & grossier, auroit une forte indigestion.

3°. Le vin, les liqueurs, le café, facilitent la digestion dans quelques individus; ils en causent la lésion dans beaucoup d'autres : par exemple, un homme fort qui ne s'assujétit à aucun travail, qui n'a d'autre passion que celle de la table, qui ne prend qu'un foible intérêt, même, à ce qui le concerne, qui est gai, qui s'amuse de peu de chose, qui a les fluides fort doux & les vaisseaux très-élastiques & très-forts, s'accoutume à boire beaucoup de vin, des liqueurs, du café; il passe sa vie à faire excès de ces liqueurs spiritueuses & âcres; cependant il parvient à un âge très-avancé, sans avoir eu aucune indisposition. Si un homme mélancolique qui se chagrine fort pour les plus petits évnemens qui sont contraires ou à ses désirs, ou aux personnes auxquelles il s'intéresse, s'intéreſſe, qui a des paſſions vives, qui ſe livre à des travaux contentieux, qui veille dans des méditations inté-reſſantes, qui a les fibres tendues, les fluides très-agités & diſpoſés à la raré-faction; ſi ce mélancolique n'eſt pas ha-bitué à une quantité de vin, & s'il boit ſeulement le quart du vin & des li-queurs ſpiritueuſes que l'homme, ſans ſouci, boit dans un repas, le mélan-colique ſera ivre; le lendemain il aura la bouche très-ſéche, amère; il aura des nauſées qui rapporteront l'odeur d'œufs couvis; il ſera brûlant & altéré.

4°. Les autres choſes non-naturelles produiſent divers effets ſur la digeſtion dans des individus de diverſes conſti-tutions. Par exemple, un jeune homme a les fibres lâches, ſes fluides abondent en ſéroſités, ſes ſucs digeſtifs ſont inſi-pides, il mène une vie ſédentaire, il eſt triſte & indolent, il eſt replet, mais blême; il paſſe moitié de la jour-née au lit, il dort beaucoup, il a peu d'appétit, il digère mal, il eſt ſujet à des nauſées & à des diarrhées. Si quel-que événement tire cet homme de ſon apathie, l'oblige à ſe donner beaucoup de mouvemens, à veiller, à travailler avec beaucoup d'activité, à déſirer vivement quelque chose, il aura bon appétit & digérera très-bien. Si un homme est vif, très-actif & très-peu adonné au sommeil, s'il s'occupe beaucoup à des choses qui demandent une grande attention, s'il est maigre, s'il a les fibres très-tendues, les fluides disposés à l'acrimonie, s'il fait beaucoup d'exercice, & si ses passions sont modérées; il digére constamment assez bien : mais si quelque événement irrite ses passions, l'oblige à prolonger ses veilles, à redoubler d'activité, à augmenter son application & sa contention d'esprit, il ne sera pas aussi heureux que l'apathique ci-dessus, sa digestion dans peu de temps sera lésée.

247   On sait que relativement à la diversité des constitutions individuelles (93), relativement au plus ou moins de forces de chaque individu, relativement à la disposition de chaque individu, relativement à la constitution du sang plus ou moins parfaite dans tels individus, relativement au plus ou moins de forces de tels & tels organes dans tels & tels individus; il arrive que par des lésions de la digestion, produites par les mêmes espèces de causes, dans divers individus; tel individu sera atteint d'inappé-

tence , de vomiſſemens , de diarrhées ;
tel, d'un catarre ; tel, d'une fiévre intermittente ; tel, d'une fiévre putride ; tel,
d'une fiévre maligne ; tel, d'une pleuréſie ou péripneumonie; tel, de l'inflammation au bas-ventre ou au cerveau ;
tel, d'un éryſipéle ou phlegmon à l'habitude du corps ; tel autre, d'obſtructions; tel autre, d'hémorragie; tel autre,
d'engorgement des viſcères du bas-
ventre ; telle femme, d'une perte ; telle,
autre femme , d'une ſuppreſſion de ré-
gles ; tel homme , d'une conſtitution
d'athléte, n'aura qu'une légère indiſpoſition ; tel autre ſera frappé d'apoplexie
ou de paralyſie ; & tel autre aura des
attaques de goutte, de rhumatiſme , &c.

Suppoſons , par exemple , que vingt 248
individus qui ont tous les ſucs digeſtifs fort épais (181), ſe nourriſſent d'a-
limens difficiles à digérer , tels que pâ-
tiſſeries , viandes noires , volailles très-
graſſes, foies gras, anguilles, ſaumons,
coulis , jus , crêmes ou d'autres alimens
fort difficiles à digérer; qu'ils en faſſent
excès habituellement, & qu'ils mangent
tous, juſqu'à l'extréme ſatiété. Suppoſons
que pluſieurs de ces individus ne font
point d'excès d'alimens , & qu'ils n'u-
ſent pas d'alimens difficiles à digérer,

& que la plupart de ces individus ne font prefque point d'exercice, qu'ils font prefque toujours couchés ou affis, qu'ils n'ont aucune paffion active, qu'ils n'ont aucune occupation qui les faffe penfer, difcuter & combiner avec application ; d'autres de ces individus ont des fujets de peines & de chagrins & font livrés à une trifteffe continuelle ; d'autre travaillent beaucoup de corps ou d'efprit, ils paffent rapidement des travaux à la table & de la table à leurs travaux ; ils font fréquemment expofés au froid & à l'humidité qui diminuent ou fuppriment la tranfpiration infenfible, ou quelqu'autre excrétion naturelle ou habituelle. Suppofons que tous ces individus ont le matin à jeun, la bouche mauvaife, la langue chargée ; des vents très-fétides par haut & par bas ; des naufées aigres, amères, & qui ont un goût de corruption ; & que malgré ces fignes de mauvaife digeftion, & quoiqu'ils n'aient prefque plus d'appétit, ils continuent à manger de ces mets fucculens ou des alimens groffiers dont ils font augmenter l'affaifonnement, pour aiguillonner leur appétit ; ils prennent du café, & des liqueurs fpiritueufes, dans la vue de fa-

ciliter leur digeftion ; ces vingt individus ne font atteints d'aucun virus, ni
de léfions produites par des caufes externes.

Tous ces individus ne pourront pas 249
foutenir ce genre de vie pendant très-
long-temps ; les uns feront malades plutôt ou plutard ; l'un d'eux qui aura l'eftomac & les inteftins très-fenfibles &
très-irritables, éprouvera des vomiffemens, des diarrhées ; il aura la bouche pâteufe & la langue mauvaife &
très-chargée, il n'aura plus d'appétit ,
il aura même de la répugnance pour
toutes fortes d'alimens, il fera forcé
de ceffer de manger ; il aura une grande
foif qui l'obligera à boire de l'eau ou une
tifane quelconque. Par cette diète for-
cée, par ce grand lavage, par les vomiffemens & les diarrhées, le malade
pourra être délivré des mauvais fucs
qui réfultoient de ces excès & de ces
abus, & qui croupiffoient dans les inteftins, & fon appétit fe rétablira.

Le fecond individu qui aura l'efto- 250
mac & les inteftins moins fenfibles &
moins irritables, éprouvera auffi des
vomiffemens & des diarrhées, mais
moins fortement que le premier ; il
aura la bouche pâteufe & la langue

chargée ; tous les mauvais sucs ne seront pas expulsés, une partie passera
dans le sang. Tous les organes dans ce
malade sont très-forts , excepté les
glandes de la trachée-artère & des
bronches ; les mauvais sucs qui ont
pénétré dans le sang , n'ont pu s'arrêter
dans les autres organes dont la force
des vaisseaux les a expulsés ; mais les
vaisseaux des glandes de la trachée artère & des bronches étant moins forts ,
les mauvais sucs s'y arrêteront , les engorgeront, les irriteront ; de-là s'ensui-
vront la toux , & l'oppression ; mais
les vaisseaux de ces glandes quoique
moins robustes que ceux des autres
organes , ont assez de force pour atténuer les mauvais sucs & pour les pousser dans leurs vaisseaux excrétoires , &
ensuite dans la trachée - artère & les
bronches , qui les expulseront par l'expectoration, sous forme d'humeurs visqueuses , glaireuses , & jaunâtres.

Si l'engorgement des glandes, des
bronches & de la trachée - artère est
peu considérable , il n'en résultera
qu'un simple catarre ou rhume sans
fiévre. Si l'engorgement est plus fort,
si les mauvais sucs qui y croupis-
sent sont plus tenaces & plus épais,

il y aura plus de toux & plus d'oppreffion, & il y aura fiévre; alors ce fera
un catarre ou rhume joint à la fiévre.
Si les vaiffeaux lymphatiques de la
fubftance du poumon, font très-foibles,
ils s'engorgent de fucs épais; alors il y
aura quelques crifes de toux de temps
en temps; mais il y aura continuellement, une oppreffion ou très-grande
difficulté de refpirer. Cette très-grande
difficulté de refpirer conftitue une efpèce d'afthme qui eft ordinairement une
maladie périodique ou erratique; fes
paroxifmes font plus ou moins longs,
felon que les vaiffeaux lymphatiques
font plus ou moins engorgés & qu'ils
réfiftent plus ou moins de temps, aux
remèdes.

L'afthme eft fec ou humide; l'afthme
fec eft celui dans lequel il n'y a point
d'expectoration; l'afthme humide eft
celui dans lequel il y a expectoration.

L'efpèce d'afthme qui eft caufée par
les fucs épais & groffiers réfultans des
léfions de la digeftion, eft ordinairement
humide, d'autant plus que dans ces cas
tous les lymphatiques font un peu engorgés, & que l'oppreffion qui fubfifte
continuellement & les crifes de toux
qui viennent de temps en temps, cau-

H 4

fent l'expreffion des glandes des bronches & de la trachée-artère, qui détermine une grande expectoration ; & c'eft
ordinairement l'abondance de l'expectoration qui termine le paroxifme de
l'efpèce d'afthme humide ; quelquefois
le pouls eft irrégulier & intermittent
dans les paroxifmes d'afthme, quelquefois la fiévre eft jointe à ces paroxifmes.

L'afthme fec eft ordinairement caufé
par des fucs âcres. Nous parlerons de
cette feconde efpèce d'afthme, dans les
maladies compofées caufées par des
digeftions âcres, & nous parlerons encore de toutes ces efpèces d'afthme,
dans la claffe des léfions de la refpiration.

251   Le troifième de ces individus a l'eftomac & les inteftins moins fenfibles
& moins irritables que le fecond ; il
aura la bouche pâteufe & la langue
chargée les matins ; il aura moins de
vomiffemens & la diarrhée moins abondante que le fecond ; une partie des
mauvais fucs paffera dans le fang. Le
malade a tous les vaiffeaux lymphatiques peu forts, ils feront engorgés également par les mauvais fucs, la circulation fera pour ainfi dire arrêtée, dans

ces petits vaiffeaux ; il en réfultera du
malaife, de la laffitude, de la douleur
à la tête ou aux reins & un friffon ;
mais les forces du cœur & des artères
font très-vigoureufes, elles feront irritées & excitées par l'obftacle qu'il y
a à la circulation dans les petits vaiffeaux ; le cœur & les artères fe contrac-
teront & fe dilateront très-fréquemment
& très précipitamment. Par ces contractions & dilatations alternatives, fortes
& précipitées, le mouvement progreffif & le mouvement inteftin des liqueurs
feront très-augmentés ; le froid fe diffi-
pera, la chaleur fuccédera, & deviendra,
peu-à-peu, prefque infupportable. Des
fucs qui croupiffoient dans les petits
vaiffeaux en feront expulfés & feront
entraînés par le torrent de la circulation qui les brifera, les atténuera &
les expulfera par les pores de la peau
fous forme de fueurs. Par ce grand effort
du cœur & des artères, tous les mauvais fucs qui s'étoient arrêtés dans les
petits vaiffeaux étant atténués ou expulfés ; l'accès de fièvre ceffera, le
malade ne fera qu'un peu fatigué ; peu-
à-peu ce fentiment de fatigue fe diffi-
pera, le malade fentira un bien-être.
Mais fi pendant cet intervalle de bien-

H 5

être, des mauvais ſucs qui croupiſſent dans l'eſtomac & les inteſtins, paſſent dans le ſang, ils donneront lieu à un nouveau friſſon qui ſera ſuivi de chaleur & de fiévre. Tant qu'il y aura des mauvais ſucs qui paſſeront par intervalle, des premières voies dans le ſang, le malade continuera à eſſuyer l'alternative d'accès de fiévre, & d'intervalle de bien-être ; ce qui conſtitue la maladie nommée *fiévre intermittente* qui eſt quotidienne, ſi l'accès de fiévre a lieu tous les jours à peu près à la même heure. Elle eſt tierce, ſi l'accès ne vient que de deux jours l'un. Elle eſt quarte, ſi l'accès de fiévre ne revient qu'après deux jours de bien-être. Elle eſt double-tierce, ſi le malade a l'accès tous les jours ; & ſi l'accès du troiſième jour vient à la même heure que l'accès du premier jour, & ſi l'accès du quatrième jour vient à la même heure que l'accès du ſecond jour. Elle eſt double-quarte, ſi le malade a l'accès deux jours de ſuite, ſi le troiſième jour il éprouve le bien-être, & ſi l'accès du quatrième jour vient à la même heure que l'accès du premier jour, & ſi l'accès du cinquième jour vient à la même heure que l'accès du ſecond jour.

Le 4ᵉ, le 5ᵉ, le 6ᵉ, le 7ᵉ, le 8ᵉ & 252
le 9ᵉ de ces individus (248) ont l'eſtomac peu ſenſible ; les alimens mal
digérés ſont pouſſés dans les inteſtins
qui ſont peu ſenſibles , & dont les fibres
muſculaires ſont peu vigoureuſes , le
mouvement périſtaltique eſt foible &
lent , la bile eſt épaiſſe & peu irritante,
les alimens & les mauvais ſucs ſéjournent long-temps dans les inteſtins , ils
s'y corrompent de plus en plus , &
enfin ils parviennent dans le ſang par le
moyen des vaiſſeaux lactées, & ils y parviennent en quantité plus ou moins conſidérable, ſuivant qu'on s'eſt livré plus ou
moins aux excès (248) , & ſuivant que
les ſucs digeſtifs ſont plus ou moins viciés.

Le 4ᵉ individu a les lymphatiques 253
de tout le corps peu forts, mais dans
aucun des organes ils ne ſont plus foibles que dans d'autres ; ils s'engorgent
tous également de mauvais ſucs , la
circulation eſt très-ralentie dans les petits vaiſſeaux , d'où s'enſuit un friſſon
par tout le corps ; tous les organes
ſecrétoires étant engorgés , les ſecrétions ſont ſupprimées ou du moins très-
diminuées ; les mauvais ſucs ſéjournant
dans ces organes ſe corrompent davantage , la ſalive épaiſſie & corrom-

H 6

pue n'a preſque plus de fluidité, elle s'arrête ſur la langue, aux gencives & au palais, ſous forme de ſédiment épais, grisâtre, jaunâtre, brunâtre qui rend la bouche très-pâteuſe, & cauſe une ſaveur, tantôt aigre, tantôt amère, tantôt fade, tantôt corrompue, & quelquefois cette ſaveur participant de toutes ces mauvaiſes qualités, eſt preſque inſupportable. Les ſucs de l'eſtomac n'étant pas renouvellés ou ne l'étant qu'en partie, ſe corrompent, de plus en plus, avec des réſidus d'alimens, ils irritent l'eſtomac, cauſent de la douleur, des nauſées aigres, amères ou fades ou corrompues, ou des vomiſſemens de matières participant de tous ces mauvais goûts, & des vents très-fétides par le haut.

La même gêne des ſecrétions ayant lieu dans les inteſtins, une pareille irritation s'enſuit, le malade éprouve des douleurs, des gonflemens, des tenſions dans le bas-ventre, il rend par le bas, des vents très-puants, il n'y a point de ſelles, ou elles ſont crues, ou ce ſont des matières jaunâtres, verdâtres, grisâtres, corrompues & très-fétides ; la reſpiration eſt gênée & précipitée, il y a de la toux ; la ſecrétion

des urines étant empêchée ou très-gênée,
le malade éprouve des douleurs dans la
région lombaire ; il n'y a point d'urine,
ou elle fort en très-petite quantité ,
ou elle eft crue, ou trouble, ou rougeâtre & fétide. Les vaiffeaux lymphatiques de la peau étant auffi engorgés,
la tranfpiration eft empêchée ou très-
diminuée , la peau eft sèche ou elle
eft humectée par une fueur épaiffe ,
graffe & fétide. Tous les mufcles étant
engorgés, le malade éprouve l'abattement des forces , la courbature , la
laffitude. Le cerveau étant engorgé en
pareille proportion que les autres organes , l'action des nerfs, eft très-gênée,
le malade éprouve un mal-aife général, il
eft accablé, abforbé, il n'a prefque plus
la faculté de penfer. Il a une extrême répugnance pour toutes fortes d'alimens.

Dans ce quatrième individu , les
forces du cœur & des artères font
puiffantes, elles font excitées & augmentées par les obftacles qui exiftent
dans prefque tous les vaiffeaux lymphatiques ; les contractions & dilatations alternatives du cœur & des artères
deviennent plus fréquentes & plus précipitées , les moúvemens progreffifs
& inteftins des liqueurs font augmentés ,

les molécules des fluides font brifées & atténuées par l'action forte & précipitée des vaiffeaux, & par la réaction des fluides fur les vaiffeaux; cette augmentation du mouvement des folides & des fluides, diffipe le friffon auquel fuccède un chaud qui s'accroît peu à peu jufqu'à un degré violent; la foif eft d'autant plus grande, que la falive manque, ou qu'elle eft trop épaiffe pour qu'elle puiffe humecter le gofier.

Malgré ces grands efforts du cœur & des artères, la quantité des mauvais fucs qui font paffés dans le fang, eft trop grande pour que les petits vaiffeaux puiffent être dégorgés entièrement; de plus, il paffe, en peu de temps, dans le fang, de nouveaux mauvais fucs qui remplacent ceux qui ont été atténués & expulfés par les forces de la circulation; mais les forces du cœur & des artères fatiguées par les efforts qu'elles ont continué quelquefois pendant plus de 12 à 15 heures, cèdent & fe relâchent peu à peu pendant plufieurs heures. Tandis que les forces du cœur & des artères font affaiffées, les mauvais fucs qui ont paffé, de nouveau, dans le fang, s'accumulent de plus en plus dans les vaiffeaux lymphatiques, & y renouvellent l'engorgement qui eft un nouvel obftacle à la circulation , qui eft fuivi de friffon & qui irrite de nouveau les forces du cœur & des ar-tères,qui recommencent après ce fecond friffon le même travail qu'elles ont fait après le premier. La quantité des mau-vais fucs qui eft paffée dans le fang , étant très-confidérable , l'obftacle à la circulation étant continuel, il y a conti-nuellement une irritation des forces du cœur & des artères ; cette irritation eft toujours fuivie d'une plus grande fréquence des contractions & dilata-tions alternatives de ces organes, qui fait que le pouls eft plus fréquent qu'à l'ordinaire. Cette fréquence du pouls jointe à des léfions notables de fonc-tions, eft ce qu'on appelle *fiévre.*

Les friffons dans une fiévre continue, fuivis d'une plus grande fréquence du pouls , de chaleur , de foif, d'agitation & d'augmentation de tous les accidens de la maladie , font ce qu'on nomme *redoublement de fiévre.*

Plus il eft paffé de mauvais fucs dans le fang , en peu de temps , plus l'en-gorgement des vaiffeaux lymphatiques eft confidérable ; plus le friffon eft long & violent , & plus la chaleur , la foif

& la fréquence du pouls, & les augmentations des autres léfions font violentes & longues.

Lorfqu'il paffe peu de mauvais fucs,
à la fois, dans le fang, le froid eft peu
confidérable : on donne à ce froid, le
nom de *friffon*. S'il paffe beaucoup de
mauvais fucs, à la fois, dans le fang,
le froid eft accompagné de tremblement des membres & de quelques légers tremblemens dans la mâchoire; on
nomme cette efpèce de friffon *rigueur*.
Si ce friffon eft accompagné d'un très-
grand tremblement de tout le corps,
de mouvemens convulfifs très-précipités de la mâchoire, de battemens de
dents très-forts ; & fi le froid eft extrême, on nomme ce friffon *horreur*. Quelques malades meurent dans l'horreur.

Lorfque les mauvais fucs ne paffent
qu'en quantité médiocre & en peu de
temps, dans le fang, les redoublemens
ne font pas précédés par un friffon bien
fenfible ; ils fe manifeftent par une
courte fenfation de froid très-léger,
par un peu plus de chaleur, par plus
de fréquence dans le pouls, & par
l'augmentation de la foif, du mal-
aife, de la laffitude, de la gêne de la
refpiration, & par l'augmentation des

autres accidens de la maladie ; & toutes ces augmentations ne parviennent pas à un très-haut degré, lorsque le frisson a été peu sensible.

Lorsque les mauvais sucs passent continuellement dans le sang & en quantité médiocre, il n'y a point de redoublement sensible.

On voit que dans ce quatrieme individu, il y a beaucoup de fonctions léfées ; il a une extrême répugnance pour les alimens, la bouche est très-mauvaife, la langue est très-chargée, il y a des naufées très-défagréables, des vomiffemens ; les fecrétions font empêchées & prefque fupprimées ; il y a très-peu de falive, elle est de mauvaife qualité ; il y a très-peu d'urine, elle est trouble, ou rouge, ou crue ; il n'y a point de felles, ou elles font crues, ou elles font jaunâtres, verdâtres, liquides & très-fétides ; la respiration est très-gênée, il y a de la toux très-fréquemment ; des douleurs, du gonflement & de la tenfion dans le bas-ventre ; la peau est sèche ou elle est mouillée d'une fueur graffe & fétide ; les forces font abattues ; il y a un très-grand mal-aife, une grande laffitude, le malade est accablé, abforbé, ou il est en délire ; le pouls est constamment fréquent , de temps en temps , la fréquence augmente beaucoup , & elle est précédée d'un frisson suivi de chaleur & de soif qui durent long-temps, & sont très-considérables.

Cet assemblage de lésions de plusieurs fonctions, forme une maladie composée ; elle est causée par les lésions de la digestion ; sa cause s'est manifestée en ce que la maladie a commencé par un frisson , paragraphe 52, article 13. Ce frisson étoit accompagné de lésions du goût , de la diminution ou abolition de l'appétit & de la langue chargée. Les mauvais sucs résultans de la digestion lésée , & qui ont passé dans le sang , causent toutes les lésions qu'on observe dans cette maladie composée, qui est une *fièvre putride.* Les causes des lésions de la digestion dans cet individu sont les abus (248) auxquels il s'est livré.

255   La fièvre putride est toujours causée par les lésions de la digestion , qui elles-mêmes sont tantôt causées par des abus & des excès d'alimens ; tantôt elles sont produites par quelques-unes des autres causes, que nous avons détaillées depuis (223) jusqu'à (238).

Par les queſtions que l'on fera au malade ou découvrira ces cauſes.

La fiévre putride eſt d'autant plus grave, que les léſions ci-deſſus ſont au plus haut degré, ou qu'il ſurvient d'autres léſions violentes ; elle eſt d'autant moins dangereuſe, que les léſions ci-deſſus ſont moins fortes, & qu'elles ſont en plus petit nombre : par exemple, lorſque la bouche n'eſt pas extrêmement mauvaiſe, que la langue n'eſt pas très-chargée, que la reſpiration n'eſt pas très-gênée, que les urines ne ſont pas en très-petite quantité, & très-crues, ou très-épaiſſes, & très-fétides ; lorſque le bas-ventre n'eſt pas fort gonflé & fort tendu, lorſque les forces ne ſont pas très-abattues, lorſque le malade n'eſt pas très-abſorbé, lorſque le délire n'a lieu que dans les redoublemens, lorſqu'il n'y a point de redoublemens, ou que les redoublemens commencent avec un friſſon très-léger, & que la chaleur & l'altération dans le redoublement, ne ſont pas extrêmes ; ſi le malade eſt d'une bonne conſtitution, on peut annoncer que la fiévre putride eſt ſans danger, pourvu qu'elle ſoit bien traitée.

A quelque degré que ſoit cette maladie, ses dangers sont relatifs à la diversité des constitutions individuelles. L'individu robuste, dont le cœur & les artères ont beaucoup de vigueur, & en qui les vaisseaux lymphatiques sont d'une force médiocre & égale dans tous les organes, guérira s'il est bien traité ; l'individu qui a des organes internes plus foibles que d'autres, sera dans un état incertain ; l'individu qui aura des organes essentiels extrêmement foibles, sera d'autant plus en danger, que ces organes très-foibles sont les plus susceptibles des grands engorgemens, de l'inflammation & de la gangrène. Les divers degrés d'intensité des lésions, les divers abus des choses non-naturelles qui ont produit les lésions de la digestion, les vices divers des constitutions individuelles constituent les diverses espèces de fiévres putrides.

256   Le cinquième individu a vécu, il est constitué comme le quatrième, excepté que ses vaisseaux lymphatiques de la plèvre & du poumon sont un peu plus foibles que ceux de tous ses autres organes, il est atteint de plusieurs des lésions de la fiévre putride ci-dessus, qui ont été précédées d'un frisson ; de plus, les vaisseaux lymphatiques de

la plèvre & du poumon étant les plus
foibles, ils s'engorgeront plus violemment, ils formeront un obftacle plus
grand à la circulation ; les fucs épais
& groffiers qui les bouchent, feront de
plus en plus entaffés par le mouvement
progreffif des liqueurs ; fes vaiffeaux
extrêmement remplis, dilatés, gonflés,
comprimeront les vaiffeaux voifins, foit
lymphatiques, foit fanguins ; ceux-ci
comprimés & rétrécis, augmenteront
l'obftacle à la circulation ; mais l'action
du cœur & des artères croiffant toujours
en proportion des réfiftances, ne pouvant pas pouffer le fang dans les petits
vaiffeaux fanguins qui font comprimés,
le poufferont dans les vaiffeaux lymphatiques qui réfifteront le moins. La
partie rouge du fang, qui eft compofée
de molécules, plus groffes que celles
de la partie lymphatique, ne pouvant
pas circuler dans les vaiffeaux lympha-
ques, elle s'y arrête, s'y accumule
par le mouvement progreffif ; ces
organes de la refpiration engorgés de
fucs épais & de fang dont la quantité
augmente continuellement par le mouvement progreffif, font extrêmement
tiraillés ; d'où réfulte une douleur pon-
gitive, une chaleur dans la partie

affectée, une toux très-fréquente, très-douloureuse, & une expectoration difficile & douloureuse de matières visqueuses & teintes de sang.

257   Cet engorgement de sucs visqueux & de sang dans les vaisseaux lymphatiques, & qui est accompagné de douleurs, de chaleurs, de fièvre & de soif, est ce que les Médecins nomment inflammation. La fièvre & la soif sont inséparables des inflammations internes qui sont considérables. Les inflammations internes & externes qui sont peu considérables ne sont pas toujours accompagnées de la fièvre & de la soif.

258   Ce cinquième individu est donc atteint d'une inflammation dans la plèvre ou dans le poumon. L'inflammation de la plèvre est caractérisée par la douleur fixe qui, le plus communément, a lieu dans l'un des côtés, (quelquefois la douleur est fixe au sternum ou au dos); par la chaleur dans la poitrine, par la toux très-fréquente & très-douloureuse, par la difficulté de respirer, par l'augmentation de la douleur lorsque le malade veut inspirer profondément, & par la fièvre & la soif qui sont joints à tous ces accidens. Cette espèce d'inflammation est

nommée *pleuréfie*. Il y a d'autres ef-pèces d'inflammations dont nous par-lerons dans cette claffe & dans la claffe des léfions du fens univerfel.

L'inflammation du poumon eft ca-ractérifée par les mêmes fymptômes que *la pleuréfie* ; elle a de plus l'expec-toration difficile de matières vifqueu-fes teintes de fang, la douleur & la chaleur de poitrine font plus profon-des & moins vives dans celle-ci ; l'in-flammation du poumon fe nomme *pé-ripneumonie.*

Le plus fouvent la pleuréfie & la péripneumonie exiftent en même-temps.

Cette pleuréfie ou péripneumonie dans ce cinquième individu, a com-mencé avec le friffon, paragraphe 52, art. 13, & avec les fignes des léfions de la digeftion ; donc, elle eft produite par la même caufe que toutes les lé-fions de la fièvre putride ci-deffus, favoir, les mauvais fucs réfultans des léfions de la digeftion.

Plus les fymptômes de l'inflamma-tion font violens, plus la pleuréfie & la péripneumonie font graves.

Le fixième individu a vécu comme le quatrième, il éprouve toutes les mê-mes léfions, il eft conftitué comme le quatrième, excepté que dans ce sixième individu, les vaisseaux lymphatiques des viscères du bas-ventre sont plus foibles que les vaisseaux lymphatiques des autres organes. En conséquence de cette foiblesse, l'engorgement des viscères du bas-ventre, est plus grand que dans les autres organes, & de cet engorgement plus grand, il en résulte l'inflammation des viscères du bas-ventre, par le même méchanisme, que l'inflammation qui s'est formée dans la poitrine du cinquième individu ; cette inflammation du bas-ventre se manifeste par une douleur fixe, vive, avec chaleur, gonflement du bas-ventre, & qui ne permet pas la plus legère pression sur le bas-ventre ; par la suppression & la très grande diminution des urines, & des selles ; tous ces accidens sont accompagnés de fièvre, de soif, & de toutes les lésions de la fièvre putride du quatrième individu ; ainsi le sixième individu a de plus que le quatrième, l'inflammation du bas-ventre, qui est d'autant plus dangereuse, que la douleur est plus violente, la chaleur plus ardente, la sensibilité du bas-ventre plus grande, sa soif plus urgente, la tension & le gonflement du bas-ventre

plus

plus confidérables, la fréquence & la célérité du pouls plus grande, & qu'enfin les felles & les urines font totalement fupprimées.

Cette maladie du fixième individu a commencé comme celle du quatrième, favoir, par le friffon & les fignes de léfions de la digeftion; elle eft produite par les mêmes caufes, favoir, par des fucs épais & groffiers réfultans des digeftions léféès.

Le feptième individu a vécu comme le quatrième; il eft atteint de toutes les mêmes léfions, il eft conftitué comme le quatrième, excepté que les vaiffeaux lymphatiques de fes membranes du cerveau, font plus foibles que ceux de fes autres organes; & en conféquence l'engorgement des membranes du cerveau eft plus grand que celui des autres organes; il en réfulte l'inflammation de ces membranes, par le même mécanifme que l'inflammation s'eft formée dans le cinquième & fixième individu. Cette inflammation des membranes du cerveau, eft accompagnée de douleurs vives & de chaleurs dans la tête, la fièvre augmente à mefure que l'inflammation fait du progrès, le malade eft dans la frenéfie, il eft animé par des passions violentes, il a des coleres, ou des affections pour des objets fantastiques, il a des volontés déraisonnables & inflexibles, il refuse de boire & de prendre des remèdes.

Ce septième individu a de plus que le quatrième, tous les accidens de l'inflammation des membranes du cerveau; quelque considérables que soient ces accidens, le Médecin ne doit pas oublier qu'ils ont commencé avec le frisson & les signes des lésions de la digestion; & que par conséquent ils sont produits par la même cause que la fièvre putride du quatrième individu, savoir, par les mauvais sucs résultans de la digestion très-léfée.

261   Le huitième individu a vécu comme le quatrième; il a la fièvre qui a commencé par un frisson, il éprouve toutes les mêmes lésions, il est constitué comme le quatrième, excepté que les vaisseaux lymphatiques de sa peau & de quelques-uns des muscles des membres & de quelques glandes extérieures, sont plus foibles que ceux des organes internes; en conséquence l'engorgement de la peau & de quelques muscles des membres, est fort grand. Cet engorgement fort grand est suivi d'in-

flammation, il fe forme des éryfipèles,
des clous, des phlegmons, des parotides
& des bubons fur l'habitude du corps.

L'éryfipèle eft une élévation de la
peau, avec douleur, rougeur & chaleur. Cette élévation & gonflement ne
font pas circonfcrits. Le phlegmon eft
une tumeur élevée, circonfcrite, d'un
rouge foncé, qui eft fort douloureufe
& qui eft accompagnée d'élancemens
dans fon centre ; cette tumeur fe termine par la fuppuration ; alors elle n'eft
pas dangereufe ; mais s'il s'y forme des
phlyctènes, des points noirs ; fi elle
devient d'une couleur livide, la gangrène commence. Les clous font de petits phlegmons.

Ce huitième individu a de plus que
le quatrième, des éryfipèles, des phlegmons ; mais ces tumeurs ont commencé avec toutes les léfions de la digeftion, caractérifées dans la fièvre putride du quatrième individu : on ne
voit point dans ce huitième malade
d'autres caufes qui aient pu donner lieu
à ces tumeurs, fi ce n'eft les mauvais fucs
réfultans de la digeftion léfée. Toutes les efpèces d'inflammations fe terminent des manières expofées 95. Il
y a des inflammations produites par des

virus , & par des caufes externes , dont nous parlerons dans la fuite.

262   Dans le neuvième individu, les organes de la digeftion font plus foibles que dans le quatrième ; en conféquence les digef-tions ont été encore plus mauvaifes ; les mauvais fucs qui en réfultent font encore plus viciés. Ce neuvième individu a tous les vaiffeaux lymphatiques, foibles ; mais ceux du cerveau & du cervelet font plus foibles que les autres , & par con-féquent feront plus engorgés que les autres ; cet engorgement du cerveau & du cervelet , caufe une compreffion fur l'origine des nerfs qui partent de la moëlle allongée , & qui affoiblit l'action des nerfs , au point que toutes les fen-fations font très-foibles dans ce malade ; il éprouve un extrême abattement des forces, il a des friffons, des défaillances, des fyncopes ; il a la langue très-char-gée , fon haleine infecte ; il paroît de-voir éprouver une grande foif , & avoir la bouche très-mauvaife , il ne s'en plaint pas ; la refpiration eft genée, le bas-ventre eft gonflé & tendu, les urines font prefque fupprimées ; il n'y a point de felles , ou elles font très-mauvaifes & d'une odeur infupporta-ble : ce malade a , de temps en temps,

des foubrefauts des tendons , fes mains
font tremblantes ; il a , de temps en
temps, des mouvemens convulfifs dans
les lèvres , une efpèce de ris fardonique.
Malgré la violence de ces fymptômes ,
le malade a très-peu de fièvre , fon
pouls eft, fouvent, très-peu différent de
l'état naturel ; le malade ne fe plaint
pas, il eft prefqu'infenfible à tous fes
maux, il ne fait où il eft, ni comment
il eft, il a des momens de délire ; quelquefois, il y a un délire obfcur continuel. Quoique tous les organes foient
fort engorgés dans cette maladie, quoique toutes les fécrétions foient prefque totalement empêchées , quoique
les excrétions foient prefque toutes fupprimées , & enfin quoiqu'il y ait , prefque par-tout, de grands obftacles à la
circulation ; la fièvre eft très-peu forte, le pouls eft très-peu fréquent , le
cœur & les artères ne font point d'effort fenfible, pour augmenter & accé-
lerer leurs mouvemens de contraction
& de dilatation alternatives ; parce que
l'action des nerfs de la huitième paire ,
qui fe diftribuent au cœur & à l'aorte
étant très-gênée, le cœur & les artères ne peuvent plus agir avec force.

Ces graves léfions de fonctions ,

jointes à un pouls très-peu fréquent, & très-peu différent de l'état naturel, à très-peu de fièvre, annoncent une espèce de fièvre maligne, dont le caractère est d'avoir dans son commencement, & même dans son accroissement, des symptômes très-graves, avec un pouls presque semblable à celui de l'état sain. La fièvre maligne qui commence avec des frissons & des signes de lésions de la digestion, comme dans ce neuvième malade, est toujours causée par une grande quantité de sucs très-viciés, résultans des plus mauvaises digestions.

Il y a des fièvres malignes qui sont produites par des métastases, des virus, par de grands chagrins, par des digestions acrimonieuses, des excrétions supprimées, & des exhalaisons vénéneuses & pestilentielles. Nous parlerons de ces autres espèces de fièvres malignes, dans d'autres classes.

263   Le dixième individu a les intestins sensibles & très-irritables; des mauvais sucs, & des résidus d'alimens indigestes, excitent le mouvement péristaltique, qui cause des selles très-fréquentes & très-molles; les alimens passent, pour ainsi dire, debout il passe

peu de chyle dans le fang, & ce chyle eft mal travaillé, groffier & épais; il caufe des embarras dans les vaiffeaux lymphatiques; mais eu égard à la petite quantité des fucs qui ont paffé dans le fang, ces embarras ne font pas grands; en conféquence ils n'excitent ni friffons, ni chaleurs. Quoique ces embarras foient peu confidérables, ils font un obftacle à la circulation, & cet obftacle excite les forces du cœur & des artères, qui ne s'augmentant qu'en proportion des légers embarras, ne produifent qu'une legère fréquence du pouls, c'eft-à-dire, une très-petite fièvre. Ce malade n'a point de douleurs vives, ni de gêne violente dans aucune fonction, il ne fent que du mal-aife, il a la bouche un peu pâteufe le matin, & la langue un peu chargée. Quoique ce malade ait de la fièvre, quoiqu'il ait des felles très-fréquentes de matières corrompues, il n'a point perdu l'appétit, il continue à manger les mêts (248); quelquefois, après le repas, il fent de légers friffons, enfuite il fe trouve plus mal à fon aife qu'il n'étoit avant le repas; malgré cela, au repas fuivant, il continue à manger autant qu'il peut. Les alimens

que prend le malade, ne féjournant pas
affez de temps dans les inteftins, pour
que tout le chyle en foit extrait,
& qu'il foit bien travaillé; le peu de
chyle qui parvient au fang, étant de
mauvaife qualité; les fluides qui fe
perdent, par les fécrétions & excrétions, ne peuvent être remplacés; les
folides qui s'ufent par leur action fur les
fluides & par la réaction des fluides, ne
peuvent être réparés. En conféquence
le malade maigrit de plus en plus, &
s'affoiblit, & peu à-peu la fièvre augmente. Cette efpèce de fièvre qui,
dans fes commencemens, & même
pendant quelques femaines, n'eft accompagnée d'aucune léfion très-notable, (excepté celle des felles plus
molles & plus fréquentes qu'à l'ordinaire, & un peu moins de force qu'à
l'ordinaire, & qui ne fait du progrès
que très-lentement), fe nomme fièvre
lente effentielle, ou fièvre étique.

Il y a des fièvres étiques dans lefquelles il y a, fréquemment, des vomiffemens d'alimens.

Il y a des efpèces de fièvres étiques,
dans lefquelles il n'y a ni vomiffemens, ni dévoiemens; les malades
n'éprouvent aucune douleur marquée;

ils n'ont qu'un mal-aiſe général ; toutes leurs fonctions s'exercent, mais avec moins de facilité qu'à l'ordinaire ; l'appétit eſt moins vif, le ſommeil eſt plus lourd, les forces & l'agilité ſont moindres, ils vaquent à toutes leurs occupations ordinaires, mais avec plus de lenteur, avec indolence & ſans plaiſir. Ils ſont pâles, leur pouls eſt vif, & ſa fréquence excède peu celle de l'état ſain. Dans le cours de la journée, la bouche n'eſt pas mauvaiſe, & la langue n'eſt pas chargée ; mais le matin, au réveil, la bouche eſt pâteuſe, & la langue chargée. Ordinairement ces malades qui ne ſentent pas une différence bien conſidérable dans l'exercice de leurs fonctions, ne conſultent pas le Médecin, dans les commencemens de cette maladie ; ils ne changent rien à leur genre de vie ; mais quoi que la fièvre ſoit peu ſenſible, dans le commencement, quoi qu'il y ait peu de vaiſſeaux lymphatiques & ſécrétoires engorgés ; peu à peu la digeſtion ſe fait avec plus de difficulté & plus de lenteur ; les ſucs qui en réſultent ne ſont pas aſſez bien travaillés pour être convertis en ſucs nourriciers ; les malades éprouvent un plus grand mal-aiſe, & même ils ſentent de très-petits friffons après le repas ; ils maigriffent, l'appétit diminue de plus en plus, les forces s'anéantiffent ; enfin la fièvre augmente ; il y a des fueurs la nuit, la maigreur devient extrême, les jambes font enflées le foir, les matins le vifage eft bouffi. Quoique cette fièvre ne faffe que des progrès très-lents, & qu'on puiffe la fupporter pendant des années ; fi on ne fe hâte d'y remédier, dès fes commencemens, elle deviendra mortelle.

Quelquefois la fièvre étique eft accompagnée d'obftructions palpables ; alors il eft plus difficile de la guérir.

264 Le caractère diftinctif de cette efpèce de fièvre lente ou étique, eft une très-légère fréquence du pouls, jointe à la langue chargée & la bouche mauvaife & pâteufe, les matins à jeun, & à un affoibliffement de toutes les fonctions, qui eft fi léger, dans les commenceniens de cette maladie, qu'il n'y a aucune fonction qui foit léfée d'une manière très-fenfible pour le malade ; & que cette maladie fait des progrès fi imperceptibles & fi lents, qu'il n'y a que les gens qui ont été quinze jours ou trois femaines, fans voir le malade, qui s'en apercoivent. L'état de la langue & de la bouche diftingue cette

efpèce de fièvre étique, des fièvres lentes qui font caufées par l'âcreté des fucs, par des fuppuratïons, & par des virus, &c.

Nous traiterons de ces autres efpèces de fièvres, dans les claffes auxquelles elles appartiennent.

Le onzième individu fe nourrit comme ceux ci-devant; il fait les mêmes excès, il a les mêmes fignes de léfion de la digeftion (248); mais il a l'eftomac & les inteftins plus forts que les dix individus ci-devant ; le chyle eft mieux travaillé; cependant il eft encore un peu épais & groffier; mais les vaiffeaux de tous fes organes font très-forts, excepté les vaiffeaux du foie, qui féparent la bile du fang ; le chyle, quoique groffier, eft porté par le fang dans tous les organes; le ton & la vigueur des vaiffeaux l'atténuent & empêchent qu'il ne s'arrête. Mais les vaiffeaux biliaires qui font foibles, s'engorgent de ce chyle groffier; la bile ne peut plus parvenir à fes vaiffeaux excrétoires, elle reflue dans les racines de la veine cave ; de-là elle eft portée dans le cœur, & enfuite dans tous les organes ; elle teint la peau, & le blanc des yeux en jaune, plus ou moins

I 6

foncé ; elle altère la salive qui devient amère & âcre ; elle diminue la quantité des urines, & les rend d'une couleur de safran foncé, ou couleur de souci, ou brunes ; elle altère toutes les secrétions, les sucs de l'estomac en sont infectés, & deviennent irritans ; de là s'ensuivent des rots, des nausées amères, des vomissemens de matières jaunes ; les sucs des intestins sont altérés de la même manière ; ils irritent les intestins, causent des vents, des borborygmes & des coliques.

Cette maladie se nomme ictère. Dans ses commencemens, toute l'habitude du corps est jaune ; s'il s'invétère, le jaune se fonce davantage, & enfin l'habitude du corps devient noire ; eu égard à la variété de couleurs, on le distingue en ictère jaune, & ictère noir.

Dans ce onzième individu, on voit que l'ictere est précédé par les signes de lésions de la digestion ; qu'il n'existe aucune cause qui ait pu le produire, excepté les lésions de la digestion. Il y a d'autres espèces d'ictères, dont les unes sont causées par des obstructions, d'autres par des venins, tels que celui de la vipère ; d'autres par des frayeurs & par des chagrins, & autres passions,

d'autres par des virus. Nous traiterons
de ces autres efpèces d'ictères, dans les
claffes auxquelles elles appartiennent.

Le douz.ème individu eft plus fort 266
que les onze précédens; & quoiqu'il
vive comme eux, & qu'il ait la bouche
pâteufe & la langue chargée, les matins, il fait un chyle affez bon; mais
feulement, ce chyle eft épais, chargé
de quelques molécules groffières; tous
les vaiffeaux du corps font robuftes;
ils brifent & atténuent ces molécules
groffières; elles ne s'arrêtent dans aucun organe, excepté dans quelques
vaiffeaux lymphatiques du foie, ou du
pancréas, ou de la rate, ou dans les
glandes du poumon, ou dans celles
du méfentère, ou dans quelqu'autre
vifcère ou glande, dans lefquels il y
a un très-petit nombre de vaiffeaux
foibles. Quelques molécules groffières
s'arrêtant dans quelques-uns de ces
petits vaiffeaux foibles, les bouchent;
enfuite d'autres molécules groffières
arrivent & augmentent l'embarras. Ces
petits vaiffeaux recevant toujours par
une extrémité, & ne fe vidant pas,
par l'autre, fe rempliffent de plus en
plus, ils fe dilatent & s'élargiffent, par
les liqueurs qui arrivent continuelle-

ment; ils compriment les vaisseaux voisins; ceux-ci ne peuvent plus admettre, qu'avec peine, la lymphe, & étant comprimés, ils perdent leur ton, ils ne peuvent pas pousser la lymphe, elle s'y épaissit; il arrive à ces seconds vaisseaux bouchés, ce qui est arrivé à l'égard des premiers; ils compriment leurs voisins, & ainsi peu à peu tous les vaisseaux de l'organe se bouchent. On nomme ce vice d'organe *obstruction*. Les obstructions ne se forment que peu-à-peu, & lentement dans les gens robustes, qui, dans les commencemens, n'en ressentent aucune incommodité, parce que dans ces gens robustes, la sécrétion qui est légérement empêchée dans un viscère, est suppléée pour quelque temps par un autre viscère. Les obstructions produisent divers effets, suivant les différens organes qu'elles affectent; s'il s'est formé quelqu'obstruction dans les glandes des bronches, & dans celles de la trachée-artère; ces petites humeurs qu'on nomme des tubercules, compriment & étrécissent les bronches & les vésicules pulmonaires voisines; d'où il résulte de la toux & de l'oppression, & souvent des engorge-

mens & des ruptures de vaiſſeaux ſanguins; ce qui donne lieu à des petites
inflammations de ces parties du poumon ; ces petites inflammations dans
le voiſinage des tubercules, donnent
lieu à la ſuppuration., d'où réſulte la
pulmonie dont nous traiterons dans
la ſuite. Ces tubercules cauſent auſſi
quelquefois, des ruptures de vaiſſeaux
lymphatiques, d'où réſultent des extravaſations de ſéroſités dans le tiſſu
cellulaire du poumon, ou dans la cavité
de la poitrine; ce qui donne lieu à
diverſes eſpèces d'hydropiſies de poitrine. Si les obſtructions ſe forment dans le
foie, dans le pancréas, dans les glandes
de l'eſtomac, des inteſtins du méſentère,
il s'enſuivra les léſions des ſécrétions,
& autres léſions dont nous parlerons
par la ſuite; il s'enſuivra des diarrhées
de diverſes eſpèces, des épanchemens
de ſéroſités dans le bas-ventre, des
inflammations, des ulcères, des fièvres
lentes. Si les obſtructions ſe forment
dans les reins, il en réſultera des douleurs, des inflammations, des ulcères,
la diminution & la ſuppreſſion de l'u-
rine.

Les obſtructions qui ſe forment dans
la matrice, cauſent la ſuppreſſion des

règles, la ſtérilité, des pertes, des hémorragies, des inflammations, des ulcères & l'hydropiſie de matrice.

Les obſtructions qui ſe forment dans les glandes du cou, des mâchoires, des aiſſelles, des aines, cauſent des bubons, des abcès, des ulcères.

Si ces portions de ſucs groſſiers s'extravaſent dans des follicules du tiſſu cellulaire des viſcères, des muſcles & des tégumens, ils ſe feront une place en comprimant les follicules du tiſſu cellulaire, dont ils ſe feront une enveloppe qu'on nomme kiſte, & formeront des tumeurs qu'on nomme enkiſtées, & qui ont divers noms, eu égard à leurs conſiſtances diverſes. Si ce qui eſt contenu dans cette tumeur a acquis la conſiſtance du ſuif, on la nomme ſtéatome; ſi elle a la conſiſtance du miel, c'eſt un méliceris; ſi elle a la conſiſtance de la bouillie, c'eſt un athérôme; & ſi elle a une conſiſtance plus ſolide que les tumeurs précédentes, c'eſt une loupe.

La lymphe qui eſt accumulée dans un viſcère ou dans des glandes, & qui y forme une tumeur très-dure, ſe nomme ſquirre.

Lorſque ces tumeurs cauſent l'inflammation , & qu'elles dégénèrent en abcès ou ulcères, elles caufent des ac-cidens plus ou moins graves, en rai-fon de la partie qu'elles occupent. Les abcès dans le cerveau font tou-jours mortels ; les abcès & ulcères dans les autres vifcères font toujours dan-gereux & fouvent mortels ; les abcès & ulcères qui font fitués à l'habitude du corps , & qui font fufceptibles des opé-rations de chirurgie, font le plus fouvent guéris ; nous parlerons encore dans cette claffe des abcès & ulcères.

Dans quelques vifcères que fe foient formées les obftructions , lorfqu'elles ont beaucoup d'étendue, elles caufent des extravafations de férofités qui don-nent lieu aux efpèces d'œdèmes , & aux diverfes efpèces d'hydropifies ; ces ex-travafations de férofités, s'opèrent de trois manières. La première a lieu par la dilatation des pores des vaiffeaux lymphatiques ; la feconde par l'écar-tement des fibres qui forment les parois des vaiffeaux ; & la troifième eft l'effet de la rupture des vaiffeaux lymphati-ques.

Les obftructions produifent l'une ou l'autre de ces efpèces d'extravafations, relativement à la disposition des malades.

Les obstructions étant un obstacle à la circulation, le sang, la lymphe & la sérosité qui sont apportés par les artères dans l'organe obstrué, ne pouvant pas être admis dans les vaisseaux bouchés, refluent en plus grande quantité dans les vaisseaux libres; ceux-ci recevant une plus grande quantité de fluides qu'à l'ordinaire, acquièrent un plus grand diamètre. Alors les pores des artérioles lymphatiques, sont très-dilatés, & distendus. Les pores des artérioles lymphatiques, admettoient dans l'état sain, une sérosité très-ténue, & ils la répandoient à l'extérieur du viscère, sous forme d'une vapeur très-fine; cette vapeur entretenoit une certaine humidité, & une certaine lubricité à l'extérieur du viscère; cette vapeur répandue par les artérioles lymphatiques, étoit reprise par des veinules absorbantes lymphatiques, qui la rapportoient dans les veines sanguines, & par ce moyen cette vapeur se renouvelloit continuellement; mais depuis que les pores des artérioles lymphatiques, sont très-dilatés, ils répandent une trop

grande quantité de férofité groſſière ,
pour qu'elle puiſſe être admiſe dans les
petits orifices des veinules abſorbantes;
& ainſi elle reſte extravaſée entre les
viſcères ; c'eſt ainſi que ſe forme la
première eſpèce d'extravaſation.

La ſeconde eſpèce d'extravaſation des
férofités eſt cauſée par la grande dilatation des artérioles lymphatiques ; cette
grande dilatation & diſtention , fait que
les fibres qui forment les parois des
vaiſſeaux , ſont écartées les unes des
autres , & c'eſt par ces écartemens que
ſort une partie de la férofité , qui , dans
l'état ſain , étoit contenue dans ſes vaiſſeaux. Cette férofité qui eſt ſortie au
travers des écartemens des fibres , eſt
auſſi plus groſſière que celle qui , dans
l'état ſain, ſortoit par les pores des artérioles lymphatiques , & elle ne peut
être repriſe par les veinules abſorbantes,
& donne lieu à la ſeconde eſpèce d'extravaſation.

La troiſième eſpèce d'extravaſation
a lieu par le déchirement des vaiſſeaux
lymphatiques , qui étant trop pleins ,
ſe rompent & répandent la lymphe
qui eſt pouſſée par la circulation dans
les vaiſſeaux rompus ; cette troiſième
eſpèce d'extravaſation eſt celle qui a

lieu dans les hydropisies , dont le volume fait les progrès les plus prompts. Ce n'est pas toujours dans les environs du viscère obstrué que se forme d'abord l'extravasation des sérosités ; elle se forme souvent dans des organes éloignés ; & cela arrive lorsque les vaisseaux du viscère sont très-forts ; alors le sang qui est poussé par le cœur, ne pouvant dilater l'artère, trop forte, du viscère obstrué, il reflue dans une artère plus foible, au-dessus de celle du viscère obstrué, il la dilate ; celle-ci admet une grande quantité de sang , & elle le porte jusque dans un organe où elle trouvera des vaisseaux lymphatiques foibles qu'elle dilatera , au point qu'il résultera des extravasations de l'une des espèces que nous venons de décrire , & quelquefois des trois espèces; suivant que dans l'organe foible, il se trouvera des vaisseaux disposés de façon que dans les uns , les pores se dilateront, que dans d'autres les fibres s'écarteront, & que d'autres se rompront.

C'est en raison de la diversité de la structure, & de la diversité de force des vaisseaux , qu'on voit les hydropisies se manifester dans diverses parties du corps ; ainsi lorsque les obstructions ont lieu dans le bas-ventre, ſi les vaiſſeaux du bas-ventre ſont forts , & ſi ceux de la poitrine ſont très-foibles , il ſe forme une hydropiſie de poitrine. Si les vaiſſeaux de la poitrine & du bas-ventre ſont très-forts , & ſi ceux des pieds & des jambes ſont foibles , les pieds & les jambes s'enfleront. Si les vaiſſeaux de la poitrine, du bas-ventre, & des extrémités inférieures ſont très-forts , & ſi ceux du viſage ou des extrémités ſupérieures , ou des tégumens ſont foibles , il ſe formera des œdèmes, des enflures au viſage , & dans les bras & les mains ; mais à meſure que l'obſtruction s'invétère, après avoir cauſé des extravaſations dans des organes éloignés , elle s'accroît, au point que les vaiſſeaux de l'organe obſtrué s'affoibliſſent, & enfin donnent lieu à l'extravaſation des féroſités dans les environs de l'organe obſtrué. Ainſi on voit ſouvent que l'hydropiſie cauſée par des obſtructions dans le bas-ventre, & qui a commencé par l'enflure des jambes , ſe manifeſte enſuite dans le bas-ventre , enſuite dans la poitrine, enſuite tout le corps eſt enflé.

Le Médecin n'a point de ſignes caractériſtiques pour connoître des obſtructions commençantes ; il n'a que des indices qui lui apprennent que telle couleur de la peau, telle disposition des humeurs, telle disposition des vaisseaux, tel genre de vie & telle maladie, conduisent aux obstructions, ainsi qu'on l'expliquera dans le traitement des obstructions 336, art. 1. Il n'est assuré que les obstructions ont lieu, que lorsqu'elles sont considérables, & qu'en palpant les viscères, il y sent une rénitence. Quoique les obstructions se forment lentement, & qu'on les supporte pendant long-temps sans en éprouver, (quoiqu'elles soient alors très-palpables), aucune indisposition notable ; elles sont redoutables, ainsi que nous le dirons (336) dans le traitement des obstructions, & dans la classe des lésions des secrétions.

Beaucoup d'obstructions sont produites comme celles de ce douzième individu, par les lésions de la digestion, d'où résultent des sucs épais & grossiers. On reconnoît cette cause par la manière dont le malade a vécu, par les signes de cette espèce des lésions de la digestion qu'il a éprouvées pendant long-temps, & parce qu'on découvre qu'aucune autre cause n'a eu lieu. D'autres efpèces d'obftructions font produites par l'âcreté des liqueurs, ainfi que nous le verrons dans la fection fuivante; d'autres efpèces d'obftructions font produites par des fuppreffions d'excrétions, ainfi que nous le verrons dans la claffe des léfions des excrétions. D'autres efpèces d'obftructions font produites par des virus, ainfi que nous le verrons dans la claffe des virus.

Le treizième individu eft auffi ro- 268 bufte que le douzième; il fe livre aux mêmes abus; quoiqu'il ait la bouche un peu pâteufe, & la langue un peu chargée les matins, il fait comme le douzième, un affez bon chyle qui a feulement, quelques molécules trop groffières. Excepté les vaiffeaux de la moëlle allongée, & de la moëlle épinière, tous les vaiffeaux de fes autres organes agiffent avec vigueur fur les fucs groffiers, réfultans des digeftions imparfaites; ils les brifent & les font circuler; mais les vaiffeaux de la moëlle allongée, ou de la moëlle épinière font foibles, ils font engorgés, obftrués par les molécules groffières. De ces obftructions de la moëlle allongée ou de la moëlle épinière, s'enfuit la ceffation de l'action des nerfs qui ont leur origine dans la partie obstruée de l'une ou l'autre de ces moëlles. La cessation de l'action des nerfs, produit la maladie nommée paralysie, qui est la privation du mouvement ou du sentiment de la partie affectée, & la privation de l'un & de l'autre, lorsque les nerfs destinés à ces deux fonctions, sont paralysés.

Il y a lieu de juger que la paralysie est causée par les lésions de la digestion dont il a résulté des sucs épais & grossiers, lorsqu'on voit que le malade y a donné lieu, & qu'il en a eu les signes, & qu'enfin, comme dans le treizième malade, on ne voit pas que quelqu'autre cause ait eu lieu. Dans la section suivante, & dans la classe des lésions du sens universel, & dans celles des lésions de l'action musculaire, nous parlerons des diverses autres espèces de paralysie, & de leurs diverses causes.

269   Le quatorzième individu s'est livré au même genre de vie que les précédens ; il a, comme eux, le matin à jeun, la bouche pâteuse, & la langue un peu chargée ; il a les organes de la digestion, du bas-ventre, de la poitrine & des membres aussi forts que le douzième & le treizième individu ; mais les vaisseaux lymphatiques du cerveau & du cervelet

font

font foibles, ils font engorgés par les molécules groffiéres, produites par des digeftions imparfaites ; cet engorgement du cerveau & du cervelet, eft fuivi de la compreffion de la moëlle allongée, & de la compreffion de l'origine de la moëlle épiniere. Cette compreffion caufe la ceffation de l'action de tous les nerfs qui fervent aux organes des cinq fens externes, & la ceffation de l'action de tous les autres nerfs, excepté de ceux qui fervent à la circulation, à la refpiration & aux fonctions de quelques vifcères ; en conféquence, les cinq fens externes, & tous les mouvemens volontaires font abolis, & le fens interne paroît entiérement empêché. Cet état conftitue la maladie nommée *apoplexie*, dont il y a plufieurs efpèces, & dont nous traiterons, dans la claffe des léfions du fens univerfel, & dans celle des léfions du fens interne.

L'apoplexie de l'efpèce de celle du quatorzième individu, eft fouvent produite par les léfions de la digeftion, d'où réfultent des fucs épais & groffiers ; & fouvent, par des indigeftions. On aura lieu de juger qu'elle eft produite par les léfions de la digeftion, lorfqu'on verra les ſignes de ces léſions, & qu'on ne découvrira aucune autre cauſe.

270   Il y a deux eſpèces principales d'apoplexie ; l'une eſt cauſée, comme la précédente, par l'engorgement des vaiſſeaux lymphatiques du cerveau & du cervelet ; l'autre eſt cauſée par l'engorgement des vaiſſeaux ſanguins du cerveau & du cervelet ; on diſtingue ces deux eſpèces d'apoplexie par les ſignes ſuivans. L'apoplexie cauſée par l'engorgement des vaiſſeaux lymphatiques, n'eſt pas très-ſubite ; dans cette première eſpèce les ſens externes ſont d'abord très diminués, le malade paroît plongé dans un ſommeil profond ; cependant il répond un mot lorſqu'on lui crie aux oreilles, il retire ſa main ſi on la pince, il fait quelques mouvemens, mais, peu-à-peu, l'apoplexie devient profonde, tous les ſens ſont abolis ainſi que les mouvemens volontaires. Dans cette première eſpèce d'apoplexie, le pouls n'eſt ni dur, ni plein, ni grand, il ne diffère de l'état naturel que par plus de lenteur, le viſage eſt pâle. Dans la ſeconde eſpèce d'apoplexie, cauſée par l'engorgement des vaiſſeaux ſanguins, l'abolition des ſens

& des mouvemens volontaires est subite ; le malade tombe, comme par un
coup de foudre ; il a le pouls grand,
plein, dur & lent ; le visage est fort
rouge. Nous parlerons encore dans la
section suivante, de ces deux principales
espèces d'apoplexie.

Le quinzième malade a passé l'âge 271
de 45 ans ; il est d'une constitution
très-vigoureuse ; mais depuis long-temps
il abuse de ses forces, & sur-tout de
celles des organes de la digestion ; il
mange extraordinairement, il préfere
les mêts (248) ; il a, tous les matins, la
bouche pâteuse & la langue chargée :
les tuniques musculeuses de son estomac & de ses intestins sont affoiblies,
son estomac & ses intestins se gonflent,
& se dilatent par la grande quantité
d'alimens difficiles à digérer ; le malade a beaucoup de hoquets, de vents
par le haut, & des rôts qui rapportent
le goût des alimens & des boissons ;
ce gonflement cause un mal-aise ; mais
il n'empêche pas le gourmand d'avaler les mêts qui flattent son goût ; il
remplit son estomac & ses intestins, à
l'excès ; ces organes distendus gonflent
tout le bas-ventre, y causent un grand
poids, ils compriment le diaphragme,

l'élévent dans la poitrine ; la respiration est très-gênée, la tête est pesante & embarrassée , tout le corps est lourd & dans un très-grand mal-aise ; l'estomac & les intestins n'ont pas assez de force pour expulser cette masse énorme d'alimens non-digérés ; les alimens se gonflent par la raréfaction de l'air, qui est excitée par la chaleur des viscères ; l'estomac est irrité, & de plus en plus distendu ; mais il ne peut se contracter que par les fibres charnues de ses orifices qui sont les plus fortes ; par conséquent les deux orifices se ferment ; la raréfaction de l'air augmente de plus en plus ; la région de l'estomac & tout le bas-ventre se gonflent énormément ; la gêne de la respiration devient extrême , & parce que la capacité de la poitrine est rétrécie par le gonflement du bas-ventre, & parce que la circulation est plus gênée. On voit que la circulation devient difficile, par le pouls qui, dans le commencement de l'indigestion , étoit fréquent & fort, & qui à mesure que l'indigestion continue & s'aggrave, devient petit, irrégulier & intermittent ; la circulation étant affoiblie, le cerveau & le cervelet s'affaissent, le malade est absorbé, il entend à peine , il ne voit prefque point , fes cinq fens s'éteignent, peu-à-peu , les mouvemens volontaires s'aboliffent ; enfin cette efpèce d'indigeftion forte , caufe la premiere efpèce d'apoplexie (270), dans les gens qui font gras & blê- mes , & en qui la partie lymphatique du fang , eft beaucoup plus abondante que la partie rouge , & dont les vaif- feaux fanguins font fort petits. Mais dans les gens en qui la partie rouge du fang eft très-abondante , la forte indigeftion caufant , dans fon commen- cement , un grand effort , de la part des organes de la circulation , qui augmente les mouvemens progreffifs & inteftins des liqueurs , le fang fe raréfie , les vaiffeaux fanguins deviennent encore plus gros , & au point de comprimer fortement dans toutes leurs circonfé- rences. Le gonflement des vaiffeaux fanguins , eft d'autant plus fort dans le cerveau & le cervelet , que dans ces or- ganes , les vaiffeaux fanguins ont une tunique de moins , & que , par confé- quent , ils font moins forts & réfiftent moins à l'augmentation de leur diamé- tre , & même à leur rupture ; ainfi , l'in- digeftion forte , caufe quelquefois , dès

K 3

ſon commencement, la ſeconde eſpèce d'apoplexie (270).

La différence des conſtitutions ci-deſſus, fait que dans les fortes indigeſtions, on obſerve des phénomènes dif-férens. Dans les gens en qui la partie lymphatique abonde & dont les vaiſ-ſeaux ſanguins ſont fort petits; dès les commencemens de la forte indi-geſtion, les malades ſont abſorbés, ils ont la tête lourde, les yeux à demi-fermés, le viſage paroît gonflé, mais il eſt peu coloré; à meſure que l'in-digeſtion continue, ſi on ne peut y remédier, le viſage pâlit, le pouls s'af-foiblit, les ſens s'éteignent, peu-à peu. Mais dans les gens en qui la partie rouge du ſang domine, & dont les vaiſ-ſeaux ſanguins ſont très-gros, dès le commencement de l'indigeſtion forte, les malades ſont fort agités; leur pouls eſt plein, dur & gonflé, ils ſe plai-gnent d'un très-grand mal de tête, le viſage eſt en feu, il eſt très-rouge, les yeux ſont très-ouverts & leurs globes, ſaillans; ſi on ne ſe hâte de re-médier à cet état violent, le pouls de-vient encore plus dur & plus plein, le viſage prend un rouge foncé, tirant fur le brun & le violet, les globes des yeux paroiffent plus faillans & plus ternes, les fens & les mouvemens volontaires s'aboliffent, tout-à-coup. Cette feconde efpèce d'apoplexie (270), eft quelquefois caufée par la rupture des vaiffeaux dans le cerveau ou le cervelet.

Le feizième individu eft très-vigou- 272 reux; quoiqu'il fe nourriffe d'alimens difficiles à digérer, il les digére au point, que les fucs en réfultans, quoique groffiers, ne peuvent pas engorger totalement des vaiffeaux lymphatiques dont l'action eft très-forte: mais ils ne laiffent pas de caufer de la gêne dans la circulation, & un mal-aife général par-tout le corps qui devient plus lourd & moins difpos. Ce mal-aife continuel afflige le malade, il eft trifte, rêveur, il s'impatiente contre fa manière d'être, il y refléchit continuellement, il ne s'occupe d'autre chofe; tantôt il fent un mal, tantôt un autre; il fe croit menacé des maladies les plus graves, il en eft effrayé, la crainte de mourir le tourmente. Cet état fe nomme paffion hypocondriaque dans les hommes, & vapeurs dans les femmes. Nous verrons, par la fuite, que cet état eft

K 4

souvent produit par d'autres causes, que les lésions de la digestion dont résultent des sucs épais & grossiers. On aura lieu de juger qu'il est causé par ces lésions de la digestion, lorsqu'on verra que la bouche est pâteuse & la langue chargée, & que le malade a mené un genre de vie, qui est fait pour produire ces lésions de la digestion; & lorsqu'on ne verra point d'autres causes.

273   Le dix-septième individu est très-robuste, ses organes de la digestion sont très-forts ; quoiqu'il se nourrisse des alimens (248), & qu'il en fasse excès, par la vigueur de ses organes, il en tire un chyle qui n'a d'autre défaut, que d'être trop abondant & visqueux. Cette viscosité du chyle, altère le sang & épaissit les liqueurs qui s'en séparent ; ce qui se manifeste dans tous les individus, qui livrés au même genre de vie, que ce dix-septième individu, se plaignent, souvent, d'avoir la salive épaisse, les matins à jeun.

La surabondance du chyle & sa viscosité font peu d'impression dans les vaisseaux lymphatiques & secrétoires de cet individu, parce qu'ils sont très-forts & très-élastiques, & qu'ils font circuler les liqueurs telles qu'elles sont,

Mais ce dix-ſeptième individu a 40 ans, âge auquel les pores commencent à être moins ouverts, & la tranſpiration inſenſible moins abondante ; les vaiſſeaux ſanguins de cet individu, ſont, proportion gardée, plus foibles & moins élaſtiques que ſes vaiſſeaux lymphatiques ; ceux-là ſe rempliſſent, peu-à-peu, par ce chyle abondant & viſqueux qui arrive journellement, au point que leur diamêtre augmente notablement ; le pouls devient très plein, très gros & dur, le viſage devient fort rouge, la teinte de l'habitude du corps eſt d'une couleur vive, le corps eſt beaucoup moins agile, la reſpiration eſt moins facile.

Cet état nommé pléthore, s'accroiſſant de jour en jour, les vaiſſeaux ſanguins ſont, de plus en plus, fatigués par la ſurabondance & par la réſiſtance de la maſſe du ſang viſqueux & peu fluide, ils s'affoibliſſent au point que les extrêmités des artérioles, qui ſont naturellement plus foibles que leurs troncs, s'engorgent ; de-là s'enſuit un obſtacle au mouvement progreſſif du ſang, qui continuant à être pouſſé par l'action du cœur & des groſſes artères, s'accumule dans les vaiſſeaux engorgés & bouchés.

K 5

les dilate & les tiraille ; d'où réſulte la ſenſation d'embarras & de douleurs dans la partie engorgée. Ces vaiſſeaux très-engorgés & très-dilatés, ne pouvant admettre le ſang qui arrive continuellement, celui-ci s'introduit dans les vaiſſeaux lymphatiques ; ceux-ci en ſont auſſi dilatés & gonflés, & compriment les vaiſſeaux voiſins, ce qui conſtitue l'inflammation accompagnée de douleurs fixes, de chaleur, de fièvre & de ſoif. L'inflammation ſubſiſte, juſqu'à ce que l'obſtacle formé à la circulation, par l'engorgement des vaiſſeaux ſanguins & lymphatiques, ſoit ſurmonté ; ou juſqu'à ce que les vaiſſeaux engorgés ſoient rompus, & que le ſang s'extravaſe. Si ce ſang extravaſé n'eſt pas en grande quantité, s'il n'a pas une prompte iſſue, il eſt atténué & briſé, ainſi que les lambeaux des vaiſſeaux déchirés, par le mouvement des vaiſſeaux entiers ; ce qui forme la matière de la ſuppuration, qui étant renfermée, conſtitue l'abcès. Si ce ſang extravaſé, eſt en très-grande quantité, & ſi dans la partie engorgée, il reſte trop peu de vaiſſeaux entiers, pour pouvoir réſiſter au poids du ſang extravaſé, le mouvement ceſſe dans la partie engorgée, & la gangrène commence.

Cette plénitude des vaiffeaux fanguins, caufe des inflammations, des
hémorragies, des ruptures des vaiffeaux & des accidens divers, fuivant la
diverfité des organes.

La force des vaiffeaux n'étant pas
égale dans tous les organes, ce feront
toujours les plus foibles qui feront
engorgés les premiers, & en qui l'engorgement caufera les premiers défordres de la fanté. Si ce font les vaiffeaux
du poumon qui font les plus foibles,
ils s'engorgeront, à un point qui caufera
la difficulté de la refpiration, la toux
& l'oppreffion, la fièvre & la foif, qui
iront toujours en augmentant, jufqu'à
ce que l'engorgement foit détruit par
les fecours de la nature, ou par ceux de
l'art ; ou jufqu'à ce que les vaiffeaux
fe rompent. Si ce font des gros vaiffeaux
qui fe rompent dans l'intérieur de la
poitrine, le malade fera fuffoqué, dans
peu de minutes ; fi ce font des petits
vaiffeaux qui fe font rompus, dans
l'intérieur des bronches ou de la trachée
artère, le malade expectorera du fang
avec beaucoup de toux, & le crachement de fang & la toux ne cefferont, que
lorfque les vaiffeaux rompus feront vi-
des, & que les extrêmités déchirées fe re-

K 6

tireront, s'affaiſſeront ſur elles-mêmes, & s'uniront. Ce crachement de ſang eſt ordinairement ſuivi de ſuppuration, ainſi que nous l'expliquerons par la ſuite.

Si ce ſont les vaiſſeaux de l'eſtomac, ou ceux des inteſtins qui ſont les plus foibles, ils ſeront engorgés ; il s'enſuivra de la douleur dans ces organes; & ſi la nature ou l'art ne remédie pas à l'engorgement, il y aura inflammation dans l'eſtomac & les inteſtins, ou il y aura rupture de vaiſſeaux ; & en conſéquence, des vomiſſemens de ſang, & flux de ſang par le bas. Si ce ſont les vaiſſeaux hémorroïdaux qui ſont engorgés, il ſe formera des varices qu'on nomme *hémorroïdes*, qui ſe tuméfieront beaucoup, & cauſeront des douleurs ; ou elles s'ouvriront en dedans du ſphynéter de l'anus, & répandront beaucoup de ſang, & ce ſeront des hémorroïdes internes, fluentes ; ou elles s'ouvriront à l'extérieur du fondement, & ce ſeront des hémorroïdes fluentes, externes.

Si ce ſont les vaiſſeaux ſanguins des membranes du cerveau, qui ſont les plus foibles, ils s'engorgeront, & cet engorgement ſera ſuivi de douleurs vives & de l'inflammation ; & l'inflammation sera suivie de la frénésie. Si on ne remédie pas à cette inflammation, elle se terminera par la suppuration ou la gangrène ; l'une & l'autre sont mortelles, dans le cerveau. Si les vaisseaux sanguins du cerveau & du cervelet, sont plus foibles, que les vaisseaux sanguins de tous les autres organes, ils s'engorgeront ; leur diamètre augmentera, de plus en plus, par la dilatation que causera le sang qui arrive continuellement ; ces vaisseaux sanguins ainsi dilatés & très-gonflés, comprimeront fortement le cerveau, & par les coups redoublés des dilatations des artères, la compression se renouvellera à chaque pulsation ; cette compression du cerveau & du cervelet, causera une apoplexie de la seconde espèce (270), qui sera formée dans l'espace de temps d'une pulsation.

Si la compression est très-étendue, ou si les vaisseaux sanguins se rompent, la mort est subite.

Nous avons déja parlé d'une espèce **274** d'inflammation depuis (256) jusqu'à (262 . Nous avons dit que cette espèce d'inflammation, commence par l'engorgement des vaisseaux lymphatiques qui donnent lieu à l'introduction de la partie rouge du sang, dans les vaisseaux lymphatiques voisins. Nous venons de parler d'une seconde espèce d'inflammation (273) ; cette seconde commence par l'engorgement des vaisseaux sanguins, qui cause la dérivation de la partie rouge du sang, dans les vaisseaux lymphatiques voisins. Ces deux espèces d'inflammations ont des symptômes communs ; savoir, lorsqu'elles sont internes, & qu'elles ont une grande étendue, la fiévre & la soif, la douleur fixe, la chaleur vive, & la lésion de la fonction de l'organe enflammé. Lorsque ces deux espèces d'inflammations ont lieu à l'habitude du corps, elles ont aussi pour symptômes communs, la chaleur, la douleur fixe, la fièvre & la soif. La rougeur & la tumeur sont particulières aux inflammations externes. Lorsque les inflammations, soit internes, soit externes, sont peu considérables, & qu'elles sont d'une petite étendue, la fièvre & la soif, ordinairement, n'ont pas lieu.

Il est d'autant plus essentiel de distinguer ces deux espèces d'inflammations, que l'une exige un traitement très-différent de celui, qu'exige l'autre.

Le caractère diftinctif de l'efpèce
d'inflammation depuis (256 à 262), eft,
que cette première efpèce eft précédée
& accompagnée des fignes des léfions
de la digeftion, qui produifent des fucs
groffiers, épais & corrompus, qui font
caufes de cette première efpèce d'inflammation.

Le caractère diftinctif de l'efpèce
d'inflammation (273), eft, qu'elle n'eft
précédée par aucun figne notable des
léfions de la digeftion, & qu'elle eft
caufée par la pléthore vraie ou fauffe,
qui fe manifefte par un grand gonflement des vaiffeaux fanguins, le pouls
eft fort gros & très-plein.

La pléthore vraie, eft cet état dans
lequel les vaiffeaux fanguins font conftamment gros, pleins & durs, le vifage
& l'habitude du corps font rouges, le
corps eft pefant, la refpiration gênée,
la tête embarraffée & douloureufe.
La pléthore vraie eft caufée par la
furabondance du fang; & par fa vif-
cofité & fon épaiffiffement, qui fe manifeftent, parce que les malades fe plaignent d'avoir la falive épaiffe. La pléthore vraie, a ordinairement lieu dans les
gens robuftes, du moyen âge, qui mangent beaucoup & habituellement des

méts ſucculens, qu'ils digèrent bien.

La pléthore fauſſe, eſt cet état dans lequel les vaiſſeaux ſanguins ſont devenus gros & pleins, en très - peu de temps ; ainſi que cela arrive à des gens qui viennent de ſe livrer à des exercices violens, ou qui ſont agités par une paſſion violente, tels que l'excès de colere ; & ainſi qu'il arrive dans les malades dont le ſang ſe raréfie par la violente action du cœur & des artères, qui a lieu après les grands friſſons.

La pléthore fauſſe eſt cauſée par la raréfaction du ſang ; elle produit, ainſi que la pléthore vraie, la rougeur du viſage & du corps, la peſanteur de tout le corps, la gêne de la reſpiration, la douleur & l'embarras de tête ; mais elle diffère de la vraie, en ce que dans celle-ci, les vaiſſeaux ſont conſtamment gros & pleins, & que le pouls eſt dur. Dans la pléthore fauſſe, la groſſeur & la plénitude des vaiſſeaux, ſe manifeſtent preſque tout-à-coup ; elle eſt paſſagère, & le pouls n'eſt pas dur.

Nous traiterons, dans la ſuite, d'une troiſième eſpèce d'inflammation ; nous ferons ſeulement obſerver ici 1°, que la ſeconde eſpèce d'inflammation, eſt

beaucoup moins commune que la première ; 2°, que la feconde efpèce a
lieu, très-rarement, dans les individus
qui ont de l'embonpoint, qui font
blêmes, & qui ont les vaiffeaux fanguins très-petits ; mais que les gens
qui ont le vifage très-haut en couleur,
& qui ont les vaiffeaux fanguins très-
gros, qui mangent beaucoup, qui digèrent bien & tranfpirent peu, y font
expofés ; 3°, que les inflammations
de la première efpèce ne font pas accompagnées d'une fiévre très-vive,
d'un foif très-ardente, & d'une cha-
lsur très-brûlante ; mais que les inflammations de la feconde efpèce, ont,
ordinairement, tous ces fymptômes à
un haut degré. 4°. Dans les inflammations de la première efpèce, il eft très-
rare que le pouls foit dur & plein.
Dans les inflammations de la feconde
efpèce, le pouls eft toujours gros,
très - dur & plein ; mais il n'eft pas
extrêmement fréquent.

Il y a d'autres efpeces d'inflammations
dont on parlera dans la fection fuivante.

Le 18ᵉ individu eft une femme qui 275
fe nourrit, habituellement, de mêts fucculens & difficiles à digérer (248), elle
a les organes de la digeftion très-forts;

cependant elle a la bouche pâteuse &
la langue chargée, les matins; & le résultat de ses digestions, est un chyle un
peu épais & grossier, qui, étant passé
dans le sang, cause de l'embarras dans
les vaisseaux lymphatiques de la matrice de cette femme, qui sont plus
foibles que ceux des autres organes.
En conséquence, les vaisseaux lymphatiques de la matrice, s'engorgeront
au point, qu'ils comprimeront fortement
les vaisseaux sanguins de cet organe;
les vaisseaux sanguins de la matrice
étant comprimés, ils ne pourront pas
admettre le sang qui y est poussé par
les artères, & il s'ensuivra que les règles
seront supprimées.

276 Le 19ᵉ individu, est une femme
qui a vécu & qui est constituée comme
la précédente, excepté que cette dernière a les vaisseaux lymphatiques de
la matrice, très-forts, & qui ne peuvent être engorgés par les sucs grossiers de ses digestions; mais les vaisseaux
lymphatiques des autres viscères, étant
foibles, chez cette femme, ils s'engorgeront considérablement, & le sang
n'ayant pas son cours facile dans les
viscères qui sont engorgés, il se portera,
en plus grande abondance, dans les

vaiſſeaux ſanguins de la matrice , qui ſont très-libres , & en conſéquence les règles ſeront très-abondantes, & dégénéreront en perte , & ſouvent en hémorragie.

Les ſignes qui annonceront que ces deux dérangemens , de règles qui ſont contraires, & qui ont lieu dans ces deux femmes , ſont produits par des léſions de la digeſtion , ſont, 1°, la manière dont elles ſe nourriſſent ; 2° , elles ont , l'une & l'autre , la bouche pâteuſe & la langue chargée, les matins; 3°, celle qui éprouve la ſuppreſſion des règles , ſe plaint d'embarras , de mal-aiſe dans la région hypogaſtrique ; 4° , celle qui éprouve des pertes , a des embarras & mal-aiſes dans le foie ou dans la rate , ou dans le pancréas ; & lorſqu'on palpe l'un de ces viſcères , la malade en trouver la preſſion plus douloureuſe , que celle qu'on fait ſur d'autres viſcères ; 5°, il ne paroît aucune des autres cauſes des léſions de cette excrétion , que nous détaillerons dans la claſſe des léſions des excrétions.

Le 20ᵉ individu eſt un homme qui 277 a le corps de l'athlète le mieux formé ; tous ſes organes extérieurs ſont d'une force extraordinaire , ſes organes intérieurs font très-bien leurs fonctions. Cet homme fe livre à tous les excès de la table, il ne paroît jamais incommodé, quoiqu'il mange une très-grande quantité d'alimens qui font généralement reconnus pour être indigeftes ; excepté qu'il a, quelquefois, le matin, la bouche pâteufe & la langue un peu chargée. Mais cet athlète a eu des attaques de goutte, de dartres, & des rhumatifmes ; les vaiffeaux des organes qui ont été affectés par ces virus, font moins vigoureux que les autres, ils s'engorgeront par ces fucs d'alimens indigeftes, qui, quoique groffiers, ont circulé librement dans les autres organes dont les vaiffeaux font très-forts ; ces vaiffeaux engorgés, tiraillés, irrités, attireront la goutte ou le rhumatifme, ou les dartres. L'obfervation apprend que ces virus fe portent, toujours, fur les parties les plus foibles, ou fur celles qui font irritées.

Si cet athlète n'a aucun principe de virus ; fi fes vaiffeaux lymphatiques & adipeux font moins forts, proportion gardée, que fes autres vaiffeaux, il deviendra d'un embonpoint monftrueux. Si ce font les vaiffeaux fanguins qui font moins forts, chez lui, il aura le vifage extrêmement coloré, fa carnation fera très-vive, fes vaiffeaux fanguins feront très-gros, fon pouls fera très-grand, dur, très-plein; il fera très-pléthorique & très-menacé des accidens (273).

Nous avons décrit depuis (246) jufqu'à préfent, les principales efpèces de maladies compofées, qui font caufées par les léfions de la digeftion, dont le réfultat eft un chyle épais & groffier. Ces efpèces principales varient beaucoup, eu égard aux divers degrés d'intenfité des caufes, eu égard aux divers degrés d'intenfité des léfions, & eu égard aux diverfes difpofitions du malade; ce qui conftitue beaucoup d'efpèces intermédiaires dans chacune de ces efpèces principales; de forte que les unes de ces efpèces principales, font très-graves, les autres font légères. 278

Il y a beaucoup d'autres efpèces de maladies compofées, qui font moins confidérables que celles que nous venons de décrire, & qui font produites par les léfions de la digeftion ci-deffus. Nous nous difpenfons d'en faire le détail, parce que ces autres efpèces ayant des fignes qui leur font communs; favoir, la bouche pâteufe & plus ou moins mauvaife, & la langue plus ou moins chargée, & des caufes qui leur font communes avec les efpèces principales ci-deffus ; il fera facile à un jeune Médecin, attentif, de les connoître, & de les rapporter aux traitemens des efpèces principales.

Il nous refte à décrire dans cette claffe, les maladies compofées, qui font caufées, 1°, par des léfions de la digeftion, dont les réfultats font un chyle âcre ; 2°, par les léfions de la digeftion, dont le réfultat eft un chyle mal travaillé, par le manque de fucs digeftifs ; 3, par les léfions de la digeftion, dont le réfultat eft un chyle trop aqueux & infipide. Nous diviferons ces maladies compofées, en trois Sections, eu égard à leurs différentes caufes.

SECTION III.

Des maladies compofées, caufées par des Léfions de la Digeftion, dont le réfultat eft un chyle âcre.

279 Les obfervations de Séméïotique fur les conftitutions individuelles, apprennent que beaucoup d'individus

ont les fucs digeftifs épais ; que beaucoup d'autres, les ont âcres ; que d'autres, les ont trop abondans en férofités infipides ; que d'autres, ont trop peu de fucs digeftifs ; que d'autres, enfin, ont des fucs digeftifs de bonne qualité, & en quantité convenable. Les mêmes obfervations apprennent que ces qualités des fucs digeftifs, font ou naturelles ou héréditaires, ou qu'elles font adventices. Beaucoup d'individus naiffent avec des liqueurs de mauvaife qualité, qui leur ont été tranfmifes par leurs parens ; d'autres, ont contracté ces liqueurs de mauvaife qualité, par le lait de leurs nourrices ; d'autres, nés avec des liqueurs de qualité excellente, les gâtent par l'abus des fix chofes non - naturelles ; d'autres, nés avec des liqueurs d'une qualité mauvaife, par exemple, avec des liqueurs très-épaiffes, les rendent très-acrimonieufes par un concours d'excès d'alimens & de boiffons âcres, d'excès de veilles, de travaux & de paffions violentes.

Il réfulte de ces obfervations, que les individus peuvent changer leur conftitution naturelle, pourvu que, dès leur naiffance, ils ne foient pas infectés de virus inguériſſables, & qu'ils n'aient pas les fluides & les ſolides très-viciés, par des défauts de conformation indeſtructibles; & que même ceux qui ſont nés avec des virus incurables, & avec des vices de conformation, peuvent adoucir leurs maux, & prolonger leur vie, par le bon uſage des ſix choſes non-naturelles.

280 Les obſervations Séméïotiques & Thérapeutiques, apprennent que pluſieurs individus, étant nés avec des ſucs digeſtifs plus ou moins âcres (187), ou les ayant contractés, s'ils ſe nourriſſent d'alimens âcres, tels que des ragoûts très aſſaiſonnés d'épices, champignons, truffes, morilles, &c. de viandes ſalées, fourrées, ſéchées; de poiſſons ſalés, ſéchés, & boucanés; s'ils en font excès, ainſi que de liqueurs ſpiritueuſes, & de café; s'ils font des excès de veilles, de travaux & de Vénus, s'ils ſe livrent aux paſſions violentes; ils éprouveront tous, une grande augmentation de l'acrimonie de leurs ſucs digeſtifs, & les réſultats de leurs digeſtions, cauſeront des maladies compoſées qui feront diverſes dans les divers individus, relativement à leurs diverſes organiſa-
tions,

tions, relativement à leurs divers excès, & relativement au plus ou moins d'acrimonie naturelle de leurs ſucs.

L'un de ces individus, a les ſucs digeſtifs fort âcres; il fait excès de toutes les choſes qui ſont capables d'augmenter cette âcreté; il a l'eſtomac & les inteſtins très-ſenſibles & très-irritables; il éprouve des digeſtions précipitées; il rend par les ſelles des alimens mal digérés; après les repas il ſent de la chaleur dans l'eſtomac, il y a des gonflemens; il eſt fatigué par des rots, des hoquets; il a la bouche & la gorge ſèches, chaudes & âcres; il eſt altéré. L'irritabilité de l'eſtomac & des inteſtins augmente, par la continuation de ce genre de vie; il ſurvient des vomiſſemens d'alimens non digérés, & de vin dont la couleur n'eſt pas changée; on voit dans des ſelles ſéreuſes, des portions d'alimens qui ſont, comme lorſqu'on les a avalés. Enfin l'eſtomac continuellement irrité par les ſucs digeſtifs, devenus, de plus en plus, âcres, & par des réſidus d'alimens dont l'âcreté augmente par la corruption, n'eſt plus ſuſceptible de la douce irritation qui produit l'appétit; la faim eſt abolie.

Tome II. L

Le malade éprouve continuellement de la chaleur dans l'eſtomac, dans la gorge & dans la bouche; il eſt tourmenté par la ſoif, ſon pouls eſt fréquent, il ne dort ni jour ni nuit, il eſt très-agité, les douleurs deviennent très-vives, la région épigaſtrique & tout le bas-ventre ſe gonflent, la plus légère preſſion ſur la région épigaſtrique & ſur la région ombilicale, cauſent des douleurs énormes; la ſoif eſt extrême, le hoquet très-fréquent, la langue, les lèvres & la bouche ſont arides, le pouls eſt très-ſerré, très-fréquent, la peau eſt brûlante, les urines ſont ſupprimées, la reſpiration eſt très-gênée; il y a une inflammation très-forte dans les tuniques de l'eſtomac & des inteſtins.

282   Le ſecond individu a les ſucs digeſtifs fort âcres; il ſe livre aux plus grands excès ci-deſſus; ſon eſtomac & ſes inteſtins ſont peu ſenſibles & peu irritables, les fibres muſculeuſes de ces organes ſont très-fortes. Malgré la force des organes digeſtifs, les grands excès d'alimens âcres, cauſent toùjours après le repas, des gonflemens, des chaleurs d'eſtomac, des rots, des hoquets, la chaleur & la ſéchereſſe de

la gorge & de la bouche; mais la
vigueur de l'eſtomac précipite ces alimens difficiles à digérer, dans les inteſtins; là ils cauſent une nouvelle irritation, le bas-ventre ſe gonfle, il y
a de la chaleur, du mal-aiſe, des
borborygmes, des vents par bas; les
fibres charnues des inteſtins ſont très-
vigoureuſes; elles expriment tout ce
qu'il y a de plus fluide dans cette
maſſe d'alimens & de boiſſons âcres;
elles pouſſent dans les vaiſſeaux lactées, un chyle chargé d'aromates, de
ſels âcres, de liqueurs ardentes, &
dont la moindre partie eſt le mucilage. Si cet individu étoit d'une conſtitution fort délicate, ſi tous ſes vaiſſeaux & tous ſes organes étoient très-
foibles, le réſultat d'une ſeule digeſtion de cette eſpèce, le tueroit, dans
peu d'heures; mais tous ſes organes
ſont plus ou moins forts; ce chyle,
quoique très-âcre, très-ſalé, très-chargé
de parties inflammables qui cauſent la
raréfaction des liqueurs, parcourra la
plûpart de ſes organes les plus vigoureux, ſans y cauſer de la ſenſation;
mais un ou pluſieurs autres organes
moins forts ſont affectés d'un peu de
chaleur, d'un peu de douleur, d'un

L 2

peu de difficulté dans l'exercice de leurs fonctions. Des digestions aussi mauvaises, qui fournissent un chyle si fort vicié, & qui se succèdent journellement, font des impressions, de plus en plus, sensibles sur les organes moins forts ; ces organes s'affoiblissent de plus en plus, 1° parce que leurs vaisseaux ne peuvent pas être réparés par des liqueurs âcres & salées qui n'ont presque point de mucilage ; 2° parce que ces vaisseaux sont très-fatigués par le mouvement des fluides âcres, qui est toujours plus grand que celui des liqueurs douces ; & parce que ces fluides étant toujours, dans un état de raréfaction causée par les boissons spiritueuses, ils dilatent davantage les vaisseaux, & en diminuent, par conséquent, peu à-peu, le ton : les vaisseaux étant affoiblis, & sur-tout les artères qui reçoivent le premier choc de ce chyle âcre & très-raréfié, il arrivera que les extrémités des artérioles sanguines, qui sont plus foibles que leur tronc, s'engorgeront, & que le sang n'ayant plus d'issue par ces artérioles engorgées, s'introduira dans les artères lymphatiques ; celles-ci seront bientôt dilatées jusqu'au point de perdre leur ressort ;

alors elles s'engorgeront de plus en plus ; enfin l'inflammation étant formée, ce fang qui eft arrêté dans ces petits vaiffeaux, & qui eft chargé de pointes, d'angles aigus, & qui reçoit les chocs réitérés du fang qui arrive, tiraillera & déchirera les vaiffeaux qui feront engorgés. Si peu de ces vaiffeaux engorgés font déchirés, & s'il en refte affez d'entiers, pour entretenir la circulation dans l'organe, & pour atténuer & broyer le fang extravafé avec les lambeaux de vaiffeaux déchirés, & convertir le tout en pus, l'inflammation fe terminera par la fuppuration. Mais fi le nombre des vaiffeaux déchirés, excède beaucoup le nombre des vaiffeaux qui reftent entiers ; ou fi toutes les artères fanguines & lymphatiques de l'organe font engorgées ; dans ces deux cas, la circulation fera totalement interceptée, il n'y a plus de vie dans la partie, la gangrène eft décidée, le fphacèle va fuccéder. C'eft de cette derniere manière que fe terminent, le plus fouvent, les inflammations, dans les fujets qui ont abufé de tout, auffi violemment que ce fecond individu. Il eft très-rare que les inflammations qui leur

L 3

surviennent, se terminent par la suppuration; il est encore plus rare qu'on puisse les terminer par la résolution.

Ce sera dans l'organe le moins fort de ce second individu, que se fera ce grand ravage. 1°. Si ce sont les artérioles de son poumon ou de sa plèvre, qui sont les moins fortes, le poumon & la plèvre s'enflamment, la douleur fixe au côté ou au dos, ou au sternum est énorme; le malade veut faire des cris, & il est retenu par la douleur qui devient encore plus atroce, par le plus léger effort; la toux qui survient, à chaque instant, cause au malade, la sensation du déchirement le plus douloureux; les mouvemens d'inspiration & d'expiration s'exécutent avec la plus grande difficulté & la plus grande douleur; l'un & l'autre de ces mouvemens sont très-courts & très-précipités, il ne se fait presque point d'expectoration, & elle est ensanglantée; la soif est ardente; la fièvre est au plus haut degré; le pouls est extrêmement frequent & très-dur; presque tout à coup, le pouls s'affoiblit, il continue à être de la plus grande fréquence, mais il devient irrégulier, intermittent; ce n'est plus qu'un fil à peine sensible;

les extrémités fe refroidiffent; la gangrène eft formée, le malade va périr.
Il n'eft pas rare que ces efpèces de
pleuréfies & péripneumonies foient
mortelles, avant la fin du troifième
jour.

2°. Si ce font les artères du cerveau ou du cervelet, qui font les
vaiffeaux les moins forts, le malade
fent une douleur vive dans le cerveau,
& il eft frappé d'une apoplexie. L'a-
poplexie eft prefque toujours mortelle,
dans les gens qui ont commis, au plus
haut degré, les excès (280), parce
qu'alors, il y a prefque toujours rupture de vaiffeaux. Si ce font les artères
des membranes du cerveau & du cervelet qui font les vaiffeaux les moins
forts, la douleur de tête fera atroce,
le malade entrera dans la frénéfie la
plus violente, bientôt il tombera dans
une affection foporeufe, la refpiration
deviendra bruyante; le pouls s'affoiblira
rapidement, deviendra irrégulier, intermittent; les membranes du cerveau
font gangrénées.

3°. Si ce font les artères du foie
qui font les moins fortes, ce vifcère
s'enflammera; mais la douleur de l'inflammation ne fera pas auffi violente

que dans les membranes de la poitrine & du cerveau, parce que le foie est moins sensible ; mais l'hypocondre droit sera bientôt fort élevé, on ne pourra pas y faire la plus legère pression, sans causer une très-grande douleur ; le malade sera arrêté dans le moindre mouvement, par la douleur ; il y aura des hoquets très-douloureux, le mouvement de la respiration augmentera la douleur dans l'hypocondre droit ; bientôt tout le bas-ventre se gonflera, il n'y aura ni selles ni urines ; la fièvre & la soif seront extrêmes, la bouche & la langue arides ; tout-à-coup la douleur cesse, les extrémités se refroidissent, le pouls baisse comme dans les états précédens ; il y a gangrène. L'inflammation de la rate produira, à peu-près, les mêmes symptômes dans l'hypocondre gauche.

4°. Si les artérioles du diaphragme, sont les vaisseaux les moins forts, la douleur & chaleur dans toute sa circonférence, les hoquets très-fréquens, & qui causent de très-grandes douleurs, la respiration très-difficile & très-douloureuse, la soif extrême, la langue, la bouche & la gorge arides, & la fièvre très-vive, annonceront l'inflammation

du diaphragme, qui ſera bientôt ter-
minée par la gangrène.

5° Il en ſera de même, de preſque
toutes les eſpéces d'inflammations internes, qui arriveront dans d'autres
organes de cet individu, & qui auront des ſymptômes divers, ſuivant la
diverſité des organes affectés. Si c'eſt
une femme qui mène un genre de vie
pareil à celui de cet individu, & ſi
elle a les artérioles de la matrice, moins
fortes, que tous ſes autres vaiſſeaux,
elle aura une inflammation de la matrice, marquée par l'élévation de la région hypogaſtrique, les douleurs les
plus vives dans cette région & dans
le vagin, la ſuppreſſion de l'urine, le
gonflement de tout le bas-ventre, la
la fièvre & la ſoif, aux degrés violens
des autres inflammations ; & celle-ci
ſera auſſi grave que les précédentes.

6°. Si ce ſont les reins qui s'enflamment, la douleur fixe eſt profonde
dans la région lombaire ; il y a de plus,
une douleur vive qui ſuit le long des
uretères, & qui s'étend des reins vers
la ſymphyſe du pubis ; le malade ne
peut pas ſupporter la plus légère preſſion de la main, ſur la région iliaque ;
la ſoif & la fièvre ſont auſſi violen-

tes que dans les inflammations précédentes ; & des suites pareilles sont à
craindre.

7°. Si c'est la vessie qui s'enflamme,
la douleur est profonde dans le bas-
sin ; le malade a de fréquentes envies
d'uriner, il n'urine que des gouttes brû-
lantes, la pression de la main sur la
région hypogastrique, augmente violemment la douleur ; la soif ardente &
la fièvre vive accompagnent cette espèce d'inflammation qui n'est pas moins
à craindre, que les précédentes.

8°. Si ce sont les artérioles des amygdales & du voile du palais, qui sont
les vaisseaux les moins forts, ces organes s'engorgeront, ils seront très-
douloureux, ils deviendront d'un rouge
brun, ils se tuméfieront, au point que
la déglutition sera très-douloureuse,
très-difficile & impossible ; la chaleur,
la fièvre & la soif seront extrêmes.

9°. Si dans ce second individu, ce
sont les artérioles sanguines de quelques parties de l'habitude du corps, qui
soient les vaisseaux les moins forts, il
se formera des phlegmons, des parotides & autres bubons, des érysipè-
les, des clous, le charbon. Toutes ces
inflammations & tumeurs seront très-

douloureufes & très-brûlantes, la fièvre & la foif feront extrêmes ; mais
les topiques joints aux faignées, aux
médicamens délayans & adouciffans
internes, & les fcarifications, pourront
préferver de la gangrène, ou empêcher
fes progrès & fes effets.

Si un troifième individu, conftitué 283
comme le fecond, fait moins d'excès
que le fecond, de toutes les chofes
non-naturelles qui peuvent augmenter
l'acrimonie des fucs digeftifs & des autres liqueurs, il pourra, long-temps, fupporter ce genre de vie, fans avoir d'autres indifpofitions, que les léfions de la
digeftion, caufées par l'âcreté; mais enfin
il éprouvera des inflammations dans
fes organes les moins forts , & ces inflammations feront plus ou moins dangereufes, felon qu'il aura plus ou moins
abufé.

Ces diverfes efpèces d'inflammations, 284
caufées par l'âcreté des fucs digeftifs
& des autres liqueurs, font accompagnées de foif, de chaleur, de fièvre,
plus violentes ; & elles font bien plus
graves, que les deux efpèces d'inflammations (274) & elles exigent un traitement très différent, fur tout de celui
qui convient à la première efpèce dé-

L 6

crite depuis 256 juſqu'à 262, ainſi que nous le verrons par la ſuite ; c'eſt pourquoi il eſt néceſſaire de déſigner le caractère diſtinctif de cette troiſième eſpèce.

Nous avons déjà dit, que le caractère diſtinctif de la première eſpèce d'inflammation depuis 256 juſqu'au 262, eſt, qu'elle eſt précédée & accompagnée des ſignes des léſions de la digeſtion qui ont produit des ſucs épais, groſſiers, & corrompus, & de quelques autres ſignes qui lui ſont particuliers (274). Nous avons vu, que la ſeconde eſpèce d'inflammation, n'eſt précédée par aucun ſigne de léſions de la digeſtion ; mais ſeulement par la pléthore & par les ſignes de l'épaiſſiſſement des ſucs, qui eſt manifeſte, en ce que les malades diſent, que lorſqu'ils étoient en ſanté, ils avoient la ſalive épaiſſe.

Le caractère diſtinctif de cette troiſième eſpèce d'inflammation, eſt 1°, qu'elle eſt précedée par des digeſtions qui ont tous les ſignes de l'âcreté ; 2°, qu'elle arrive à des gens qui ont fait de grands excès (280) de toutes les choſes qui peuvent porter l'acrimonie des liqueurs au plus haut degré ; 3°, que la fièvre, la foif, la douleur, la chaleur, les léfions des fonctions, l'aridité de la bouche, de la gorge, & de la langue font extrémes, dans cette troifième efpèce.

La fièvre, la foif, la douleur & chaleur qui accompagnent une quatrième efpèce d'inflammation, caufée par la métaftafe d'une humeur de goutte, de dartres, de rhumatifme, de gale, de petite vérole & même de rougeole, qui s'eft portée fur des vifcères, font quelquefois, auffi violentes, que celles qui accompagnent la troifième efpèce d'inflammation (281, 282). Mais on diftingue les inflammations qui font produites par ces virus, en ce que, ces dernieres ont été précédées par les fignes d'un virus, & que fouvent elles n'ont pas été précédées par un genre de vie qui produit la plus grande acrimonie. Si cette quatrième efpèce d'inflammation, produite par un virus, a lieu dans un fujet qui a abufé, comme l'individu (282), ce fera une maladie compliquée, & ordinairement funefte. Les efpèces d'inflammations caufées par des poifons & des bleffures, ont auffi leur caractère diftinctif ; c'eft la caufe qui les a précédées, & par laquelle elles différent des eſpèces ci-deſſus , ainſi que nous le verrons, dans la claſſe des léſions produites par les cauſes externes.

285 Le quatrième ſujet fait des excès moins violens & moins fréquens que les individus précédens ; il a les organes de la digeſtion auſſi forts qu'eux , il éprouve , comme eux , les ſignes de digeſtions âcres (187), il a des vaiſſeaux foibles & minces qui ne peuvent pas ſe réparer par des ſucs trop âcres ; ces vaiſſeaux foibles & minces qui ſont très-fatigués par les grands mouvemens progreſſifs & inteſtins des liqueurs âcres, & qui ſont très-dilatés par la raréfaction de ces liqueurs , s'engorgent d'abord, & enfin ſe rompent ou ſe déchirent ; ce qui donne lieu à l'extravaſation des liqueurs , qui produira divers effets , ſuivant la diverſité des organes dans leſquels les vaiſſeaux ſeront rompus ou déchirés , & ſuivant la qualité des vaiſſeaux qui ſeront rompus ou déchirés.

1°. Les gros vaiſſeaux ſont très-forts, ils ſe rompent rarement dans l'intérieur du corps , à moins qu'étant très-dilatés & engorgés , il ne s'y forme des eſpèces de poches qu'on nomme *anévriſmes*, dans les artères , & *varices*, dans les veines. Ces anévrifmes, lorfqu'ils fe font formés dans de gros vaiffeaux intérieurs, & lorfqu'ils font très-gonflés & très-remplis par un fang raréfié & âcre, ils fe déchirent; ce qui donne lieu à une grande extravafation de fang dans les grandes cavités, & caufe prefque fubitement la mort. Quoiqu'un anévrifme foit petit, s'il fe rompt dans l'intérieur du corps, il eft toujours mortel, fi le fang extravafé ne peut-être expulfé hors du corps. La rupture des petites varices eft toujours mortelle dans le cerveau; mais les petites varices qui fe rompent dans les bronches, dans l'intérieur de l'eftomac, de la veffie, & de la matrice, n'ont pas toujours des fuites mortelles. Les varices qui fe rompent dans l'inteftin rectum ou au fondement, & qu'on nomme hémorroïdes internes ou externes, donnent lieu à une évacuation de fang, qui, quand elle n'eft pas extrême eft prefque toujours avantageufe, & fur-tout aux gens pléthoriques, & aux gens qui commettent les abus qui caufent l'acrimonie des liqueurs. Pour peu que les artères foient confidérables, fi elles fe rompent dans leur tronc, dans les grandes cavités, ou dans l'intérieur des viscères, cette rupture est toujours mortelle ; les mêmes suites sont à craindre par la rupture des veines considérables. Si les artères ou les veines qui se rompent sont médiocres ou petites ; & si le sang extravasé peut avoir une issuë par le nez, ou par la bouche, ou par le fondement, ou par le vagin ou par l'urtère, il en résultera des hémorragies qui auront diverses suites, relativement à leur abondance, relativement aux diverses fonctions des organes dans lesquels les vaisseaux sanguins sont rompus, relativement aux diverses constitutions individuelles, & relativement aux diverses dispositions des divers individus.

2°. Si ce sont des petits vaisseaux sanguins du poumon, qui, dans cet individu, sont les plus minces & les plus foibles de son corps, qui se rompent ; si le sang extravasé peut avoir son issue dans les bronches, il y aura toux & crachement de sang, ce qui constitue l'hémoptysie. Si le sang est extravasé entre les tuniques des bronches, il ne peut s'évacuer par les bronches ; il y aura une toux sèche très-fatigante, il se formera un petit abcès. S'il y a beaucoup de vaisseaux rompus & qui s'ouvrent dans le tiffu interlobulaire, & fi la quantité du fang extravafé, eft affez confidérable, pour fe répandre dans la plus grande partie du lobe du poumon, il y aura une très-grande oppreffion qui fera fuivie de la gangrène. Si la quantité de fang répandu dans le tiffu interlobulaire, n'eft pas très-confidérable, ce fang extravafé comprimera les follicules du tiffu cellulaire dont il fe formera une efpèce de poche circonfcrite; & ce fang contenu dans cette poche, qui gênera beaucoup les véficules bronchiques, les bronches & les vaiffeaux fanguins, caufera de l'oppreffion & beaucoup de toux; il fe corrompra en partie, & en partie, fe convertira en pus; de tout cela il réfultera une efpèce d'abcès nommé *vomique.*

3°. Si les petits vaiffeaux fanguins qui fe font rompus, font en bien petite quantité, & s'ils fe font ouverts dans l'intérieur des bronches, ils fe retireront fur eux-mêmes & s'oblitéreront; dès-lors le crachement de fang & la toux n'auront plus lieu: dans ce cas, on pourra préferver le malade de la pulmonie, s'il eft affez docile pour renoncer à tous fes excès, & pour fuivre le régime capable de détruire l'âcreté de son sang, & de le préserver de nouvelles ruptures de vaisseaux. Mais si ce malade continue ses excès, ou s'il ne s'assujetit pas au régime le plus exact, que nous prescrirons dans cette classe, il se rompra de nouveaux vaisseaux; & quand même, ces derniers vaisseaux rompus, seroient encore ouverts dans l'intérieur des bronches, & quand même ils s'oblitéreroient comme les premiers; à mesure qu'il y aura plus de cicatrices, les vaisseaux voisins seront de plus en plus gênés, & peu-à-peu ces vaisseaux comprimés s'engorgeront, & causeront des petites inflammations qui ne seront pas fort douloureuses, eu égard à leur peu d'étendue; mais elles se termineront par la suppuration. Ces petits abcès qui succèdent à des crachemens de sang, ainsi que les petits abcès qui succèdent à une petite quantité de sang extravasé entre les tuniques des bronches, & qui n'a pu avoir d'issue; constituent le premier dégré de deux espèces de pulmonie. Dans les commencemens de l'espèce de pulmonie qui a été précédée de crachement de sang, & dont les petits abcès se sont ouverts dans les

bronches , il y a beaucoup de toux , &
une expectoration purulente ; & il n'y a
fouvent point de fréquence dans le pouls,
c'eft-à-dire point de fièvre , parce que
le pus ne paffe pas dans le fang, & qu'il
fe répand dans les bronches , & qu'il
eft expectoré à mefure qu'il fe forme ;
ou s'il y a fièvre , elle eft très-peu
confidérable. Cette première efpèce de
pulmonie eft très-fufceptible de gué-
rifon , dans un malade très-docile.

Dans la feconde efpèce de pulmonie
qui a commencé par de petits abcès
qui fe font formés dans la partie extérieure des bronches , & qui n'avoient
pas d'iffue dans les bronches , la toux
n'a jamais ceffé , elle a toujours eu
lieu, de temps en temps , plus ou moins
fréquemment & plus ou moins fortement , fuivant le nombre ou l'étendue
des abcès ; la toux a toujours été fèche ,
& il y a toujours eu plus ou moins
de fievre, fuivant la quantité de pus qui
paffoit dans le fang ; ce n'eft , qu'à la
longue, qu'il fe forme dans cette efpèce
de pulmonie , des engorgemens dans
l'intérieur des bronches, qui caufent des
ruptures de vaiffeaux ; & qu'en conféquence , le crachement de fang , a lieu ,
& qu'il eft fuivi d'expectorations pu-

rulentes. Cette seconde espece de pulmonie est plus dangereuse que la première ; mais elle n'est pas inguérissable
dans un malade très-docile, pourvu
qu'elle soit bien traitée, dès le commencement de son premier degré.

4°. S'il s'est fait dans le tissu interlobulaire, un épanchement de sang qui
ait donné lieu à l'abcès, ci-dessus, nommé vomique, la douleur n'a pas été fort
considérable pendant que le pus se formoit, parce que le tissu interlobulaire
n'est pas très-sensible ; la fièvre n'a pas
toujours lieu pendant que la suppuration se fait, si la vomique n'est pas très-
étendue ; & la toux n'est pas fréquente
& elle n'est pas fatigante ; mais il y
a toujours, plus ou moins d'oppression,
relativement à l'étendue de la vomique; & cette oppression augmente, lorsque le malade se couche sur le côté
opposé à celui où la vomique est formée.

Si le pus contenu dans cette poche
ou kiste, se forme une issue dans l'intérieur des bronches, il y aura beaucoup de toux & une expectoration
purulente ; le malade se plaindra du
goût d'une extrême corruption, qui
lui reste, long-temps, après chaque expectoration ; les assistans ne pourront

pas refter expofés à l'haleine du malade, qui les infectera ; & même ils ne pourront pas foutenir, long-temps, l'odeur répandue dans la chambre du malade, dans le temps de l'expectoration.

Si l'abcès fe vide totalement dans les bronches, & s'il n'eft pas affez confidérable pour caufer un très-grand engorgement dans les bronches, & en conféquence, la fuffocation, le malade peut expectorer toute la matiére de l'abcès ; quelquefois même il expectore la membrane qui formoit la poche ; dès-lors il n'y a ni toux , ni oppreffion, le malade eft convalefcent. On voit des malades qui n'ont point eu de fièvre, ni pendant la formation de la vomique , ni pendant fon expectoration.

Mais fi la vomique s'ouvre dans le tiffu interlobulaire ; s'il fe répand du pus dans différentes parties du lobe, il caufera de nouveaux abcès par-tout où il fera arrêté ; dans ce cas, il y a beaucoup de fièvre, beaucoup de toux, & d'oppreffion qui vont toujours en augmentant. Le pus qui paffe dans le fang , infecte toutes les fecrétions, la faim s'abolit, il n'y a plus de fommeil, la maigreur est extrême, la diarrhée est très-abondante & d'une odeur infecte, les forces s'éteignent, le malade périt.

Si le pus n'ayant pu parvenir aux bronches, il se forme une issue à travers les membranes propres du poumon, & si, sans s'introduire dans les veines lymphatiques & sanguines du poumon, il se répand totalement dans la cavité de la poitrine, dès-lors l'état du malade change ; il étouffe beaucoup plus, il ne peut se tenir couché ni sur le dos, ni sur le côté, il veut qu'on le tienne sur son séant, il dit qu'il craint moins de suffoquer dans cette attitude ; cependant, quoique sur son séant, il est extrêmement oppressé, il sent des défaillances, il pâlit, il a des sueurs froides, son pouls est très-foible & irrégulier. Lorsque l'abcès s'est totalement vidé dans la cavité de la poitrine, quelques malades guérissent, par l'opération de l'empyème.

5°. S'il se rompt quelques vaisseaux sanguins dans les membranes du cerveau, quoique l'inflammation qui succédera, soit peu douloureuse, ayant peu d'étendue, la suppuration & la fièvre lente qui succéderont, seront mortelles, à moins que le pus ne fe forme une iffue par les oreilles ou par les narines. Des obfervations font mention de quelques-unes de ces guérifons qui ont été opérées par cette voie, dont l'Anatomie ne démontre pas les routes.

6°. S'il fe rompt de petits vaiffeaux fanguins dans la fubftance du foie, & fi ces ruptures font fuivies d'inflamation & de fuppuration, qui dans les commencemens, eu égard à leur peu d'étendue, ne cauferont aucune léfion notable, il furviendra une fiévre lente fymptomatique, qui caufera, peu à peu, la diminution de l'embonpoint, des forces, de l'appétit, du fommeil ; enfin, des redoublemens avec friffons, des fueurs colliquatives, des vomiffemens, des diarrhées, l'abolition de la faim, la maigreur extrême, & l'anéantiffement des forces, fi le pus qui s'eft formé dans le foie, ne peut pas fe pratiquer une iffue, par le canal choledoque, pour être enfuite expulfé totalement par les inteftins. Il en fera de même des fuppurations qui fe formeront dans le pancréas, dans la rate, dans les reins, lorfque le pus ne pourra pas être évacué. Les ruptures des vaiffeaux fanguins qui ont lieu entre les tuniques de l'eſtomac, entre celles des inteſtins, dans les reins, dans la veſſie, dans la matrice, & qui ſont ſuivies de ſuppurations, ne ſont pas mortelles, lorſque tout le pus qui s'eſt formé dans la ſubſtance de ces viſcères, ſe fait jour à travers leurs parois, & qu'il ſe répand dans leurs cavités, & peut être totalement évacué par des vomiſſemens, par les ſelles, par les urines & par le vagin.

286   Les ruptures des vaiſſeaux lymphatiques cauſent auſſi diverſes léſions, eu égard aux diverſes fonctions des organes, dans leſquels les lymphatiques ſe rompent, & eu égard à la quantité & aux divers effets de la lymphe extravaſée; 1°, s'il ſe rompt des vaiſſeaux lymphatiques dans l'intérieur des bronches & de la trachée-artère, il en réſultera de la toux & une expectoration qui ſeront l'une & l'autre d'autant plus conſidérables, que l'extravaſation de la lymphe ſera plus abondante. Si des vaiſſeaux lymphatiques rompus, s'ouvrent dans le tiſſu cellulaire du poumon, il s'enſuivra de l'oppreſſion cauſée par l'œdème du poumon; ſi la lymphe extravaſée dans le tiſſu interlobulaire

ſe

fe fait jour au travers des membranes propres du poumon, il y aura épanchement dans la cavité de la poitrine, & ce fera une *hydropifie de poitrine.*

2°. Les ruptures des vaiffeaux lymphatiques, qui peuvent arriver dans la cavité de la matrice, donnent lieu à la perte blanche, qui eft d'autant plus confidérable, que les lymphatiques rompus, font en plus grand nombre ; alors cette perte caufe l'épuifement. Si les vaiffeaux lymphatiques étant rompus dans un vifcère, la lymphe extravafée ne peut pas parvenir aux vaiffeaux fecrétoires & excrétoires du vifcère, il fera œdémateux, ou affecté d'une hydropifie enkiftée. Si la lymphe extravafée fe fait jour à travers les tuniques ou capfules du vifcère, il y aura épanchement ; ce qui donnera lieu à l'hydropifie, qui a différens noms, fuivant la cavité affectée. Si elle a lieu dans le cerveau, elle fe nomme hydrocephale ; dans le ventre, elle fe nomme afcite ; dans la poitrine, elle a le nom d'hydropifie de poitrine, dont nous avons déja parlé ; fi l'épanchement de lymphe fe fait dans le tiffu cellulaire des jambes, ou dans une autre partie du corps, on le nomme œdème ; s'il se fait dans le scrotum, ou dans la tunique du testicule, il se nomme hydrocèle ; s'il se fait dans le tissu cellulaire de tout le corps, il se nomme anazarque, ou leucophlegmatie.

L'hydrocéphale est rare dans les adultes, elle n'a pas de signes qui lui soient propres, elle est toujours mortelle ; l'hydropisie de poitrine, l'ascite, l'anazarque & l'enflure des jambes sont communes dans les vieux débauchés.

Les ruptures de vaisseaux lymphatiques, n'ont point de signes qui leur soient propres. Les effets qui en résultent, soit extravasation de lymphe ou de sérosités, dans l'intérieur ou à l'habitude du corps; soit évacuation séreuse & lymphatique, ne sont pas différentes de pareils effets qui sont produits par la dilatation & le relâchement des vaisseaux lymphatiques dont nous parlerons ci-après. Par un examen bien attentif, & après avoir combiné tout ce qui a précédé & accompagné les accidens ; un Médecin éclairé & expérimenté distingue souvent ces deux causes; mais souvent, il ne peut que conjecturer dans ces cas ; & souvent, l'événement de la maladie lui prouve que ses conjectures étoient vraies.

Le cinquième individu fait les mêmes 287 excès que le quatrième ; il a auffi les fignes de digeftions acrimonieufes (187) ; il eft robufte ; cependant, il a quelques organes fecrétoires dont les vaiffeaux lymphatiques font lâches , & peu élaf- tiques ; ils font très-fufceptibles d'être fort dilatés & fort engorgés fans fe rom- pre ; leurs tuniques étant épaiffes , ce 5e fujet éprouve diverfes léfions, felon la fonction de l'organe , dont les lym- phatiques font les plus fufceptibles d'ê- tre dilatés & engorgés , & felon l'ufage des vaiffeaux qui feront dilatés ou engorgés. 1°. Si ce font les vaiffeaux fecrétoires & excrétoires de l'humeur des bronches , ou de la trachée-artère qui font les moins élaftiques, ils feront très-dilatés par l'abondance des fucs âcres & falés réfultans des alimens dont ce 5e individu fait fouvent excès ; ils admettront , par conféquent , une gran- de quantité de ces mauvais fucs , & les répandront dans les bronches & la trachée-artère. Ces organes étant irri- tés par ces fucs âcres , il en réfultera beaucoup de toux , & une expecto- ration de matières âcres & falées.

2°. Si ce font les vaiffeaux fecrétoi- res & excrétoires des glandes de l'œfo-

M 2

phage & de l'estomac, qui sont les moins élastiques, ils seront très-dilatés par l'abondance des mauvais sucs, & par conséquent, verseront dans l'œsophage & dans l'estomac, une grande quantité de sucs âcres & picotans, qui irriteront l'estomac & l'œsophage, & causeront des nausées & des vomissemens de matières séreuses, glaireuses, âcres & salées.

3°. Si ce sont les vaisseaux secrétoires & excrétoires des glandes salivaires, qui sont les moins élastiques, ils seront très-dilatés, & verseront dans la bouche une grande quantité de salive qui sera âcre, piquante, & qui causera un crachotement très-fréquent.

Les gens qui font excès d'alimens âcres & de liqueurs spiritueuses, ou qui par d'autres abus donnent lieu à la digestion acrimonieuse, & qui ont ordinairement, le matin, & sur-tout le lendemain de leurs excès, ces expectorations, ou ces nausées & vomissemens de matières âcres, & ces crachotemens de salive picotante & salée, disent que c'est la pituite qui les incommode.

4°. Si ce sont les vaisseaux secrétoires & excrétoires des glandes des intestins, qui sont les moins élastiques, ils ad-

mettront, & enfuite répandront beaucoup de ces fucs âcres dans les inteftins, qui étant irrités, redoubleront leur
mouvement périftaltique, & expulfe-
ront des felles féreufes & glaireufes.

5°. Si ce font les vaiffeaux fecrétoires & excrétoires de la peau, qui font
les moins élaftiques, ils feront très-
dilatés, & fourniront des fueurs abondantes & fétides, pendant les nuits qui
fuccèderont aux excès auxquels on fe
fera livré.

6°. Si une femme, dont les vaiffeaux
fecrétoires & excrétoires de la lymphe
utérine, font les moins élaftiques de tout
fon corps, mène la même vie que ce
5e individu, elle aura des fleurs blanches qui feront très-abondantes & très-
âcres.

Les efpèces d'évacuations, décrites
dans les fix articles ci-deffus, font
ordinairement très-avantageufes, fi elles
ne font pas exceffives ; & lorfqu'elles
ont eu lieu, pendant long-temps, fi elles
fe fuppriment tout-à-coup, les individus continuant leur genre de vie ordinaire, il en réfulte de très-grands accidens, ainfi que nous le verrons
dans la claffe des léfions des excrétions.

288   Si ce ſont des artères lymphatiques qui ſont les vaiſſeaux les plus lâches, elles ſe dilateront, & s'engorgeront; les liqueurs s'y arrêteront, ainſi que dans les lymphatiques voiſins, qui ſeront comprimés par ces vaiſſeaux trop pleins & très-gonflés. De ces engorgemens, il réſultera divers effets, ſelon que les vaiſſeaux ſeront plus ou moins gonflés & plus ou moins diſtendus, ſelon que les liqueurs ſeront plus ou moins capables de circuler, & ſelon que les lymphatiques engorgés ſeront plus ou moins éloignés des vaiſſeaux ſecrétoires & excrétoi-res, qui peuvent aider au dégorgement.

Si les artères lymphatiques qui ſont engorgées, n'ont point perdu toute leur élaſticité ; & ſi les molécules des fluides dont elles ſont remplies, ne ſont pas trop groſſes & trop compactes ; & ſi ces artères engorgées ne ſont pas éloi-gnées de quelques vaiſſeaux ſecrétoi-res & excrétoires, dans un organe quel-conque ; & ſi les liqueurs circulant plus difficilement, il en réſulte une tuméfac-tion, un gonflement ſans dureté & ſans rénitence, cet état eſt proprement ce qu'on nomme engorgement : il eſt ſuſ-ceptible d'être détruit, & parce que l'élaſticité des artères, qui n'eſt pas entierement perdue, peut ſe rétablir ; & parce que les molécules de fluides, qui ne ſont pas très-groſſes & très-compactes, peuvent ceder à l'action des artères ; & parce que les vaiſſeaux ſecrétoires & excrétoires qui ſont près des vaiſſeaux engorgés, peuvent admettre ces molécules groſſes & compactes, & les expulſer hors des voies de la circulation. Mais ſi les artères lymphatiques ſont extrêmement gonflées & diſtendues, ſi elles ont perdu tout leur reſſort, ſi les molécules des fluides dont elles ſont trop remplies, ſont très-groſſes & très-compactes ; ſoit parce qu'elles n'ont pas été ſuffiſamment atténuées & diſſoutes par des digeſtions trop précipitées, ſoit parce qu'elles étoient indigeſtes ; ces molécules groſſes & compactes s'uniront entr'elles & formeront une maſſe preſque ſolide, qui bouchera les extrêmités des artères lymphatiques, qui ſeront de plus en plus dilatées & engorgées par la colonne des liqueurs, qui eſt continuellement pouſſée contre l'obſtacle ; & ces artères bouchées & gonflées d'une matière déjà preſque ſolide, comprimeront les vaiſſeaux lymphatiques voiſins, & détermineront un pareil ar-

M 4

rêt de liqueurs ; il en résultera la tuméfaction, la rénitence & la dureté
de l'organe, ce qu'on nomme *obstruc-*
tions ; qui sont plus ou moins étendues,
suivant qu'il y a plus ou moins de vaisseaux bouchés. Nous avons parlé (266)
d'une espèce d'obstructions qui sont causées par des lésions de la digestion, dont
les résultats sont des sucs épais & grossiers, & nous avons décrit les divers
effets de cette premiere espèce d'obstructions. La seconde espèce d'obstructions dont il est question actuellement,
est causée par des lésions de la digestion, dont les résultats sont des sucs
âcres. Les obstructions de cette seconde
espèce, produisent aussi diverses lésions,
relativement aux viscères divers qui en
sont affectés, & relativement aux diverses dispositions des individus. Par
exemple :

1°. Si ce sont les artères lymphatiques du poumon qui sont dilatées &
engorgées par des sucs âcres & salés ;
quoique ces sucs ne soient pas com-
posés de molécules très-grosses & très-
compactes, il en résultera de la toux
& de l'oppression, qui seront d'autant
plus considérables, que l'engorgement
aura plus d'étendue ; cette toux & op-

preffion conftitue *l'afthme.* Si cet engorgement s'eft fait dans le voifinage des bronches, & fi les artères engorgées s'ouvrent dans les vaiffeaux fecrétoires de l'humeur des bronches, il y aura une expectoration de matières âcres qui cauferont une toux très-violente, & qui laifferont une fenfation d'âcreté dans la gorge ; alors ce fera un afthme humide, dont le paroxifme durera jufqu'à ce que les vaiffeaux qui ont été engorgés & trop remplis, aient repris leur diamètre & leur force ordinaire.

Si ce font des artères lymphatiques, fituées dans le tiffu interlobulaire du poumon, qui font engorgées & très-diftendùes par ces fucs âcres & peu fluides ; & fi ces artères n'ont point de communication immédiate avec les vaiffeaux fecrétoires des bronches, il en réfultera une toux très-fréquente & très-vive, & une très-grande oppreffion, & il n'y aura point d'expectoration : ce fera un afthme fec. Le paroxifme de cette efpece d'afthme, fubfiftera, jufqu'à ce que par les fecouffes de la toux & l'action de la refpiration, ces fucs âcres & peu fluides qui engorgent les artères

M 5

lymphatiques, aient été atténués & ren-
dus plus fluides.

Il n'y a point de fièvre, ordinairement, dans ces eſpèces d'aſthme ; mais
le pouls eſt très-ſouvent irrégulier &
intermittent, le malade paroît très-foible, il dit qu'il ne peut ſe mouvoir,
il a beaucoup de peine à articuler pluſieurs mots ſans interruption ; mais cette
foibleſſe n'eſt qu'apparente, en ce que
le malade ne peut pas uſer de ſes forces,
parce que le moindre mouvement augmente ſon oppreſſion & ſa toux : la
preuve que ſes forces ne ſont pas dé-
truites, eſt, que ſi l'attaque d'aſthme
ceſſe, ce qui arrive quelquefois tout-
à-coup, le malade ſe ſent diſpos &
fort, quoiqu'il n'ait pris aucun aliment, ni pendant, ni depuis le paroxiſme
d'aſthme.

Ces eſpèces d'aſthme ſec & humide,
cauſées par des digeſtions âcres, ainſi
que les eſpèces d'aſthme dont nous
avons parlé (250), & qui ſont cauſées
par des digeſtions, dont les réſultats
ſont des ſucs épais & groſſiers ; ſont
ou périodiques, ou erratiques, ou habituelles. Les diverſes eſpèces de léſions de la digeſtion, & le genre de vie

du malade, qui ont précédé ces diverfes efpèces d'afthme, font connoître leurs caufes.

2°. Si les glandes des bronches & de la trachée-artère font obftruées, il en réfultera de petites tumeurs nommées *tubercules*, qui, s'ils s'enflamment, & s'ulcèrent, cauferont une efpèce de pulmonie. Si ces tubercules gênent des artères lymphatiques confidérables, au point d'en occafionner la rupture dans l'intérieur du poumon, il en réfultera un épanchement de lymphe, dans le tiffu interlobulaire du poumon, qui fera l'origine d'une hydropifie de poitrine.

3°. Si les obftructions fe forment dans le foie, dans le pancréas, dans les glandes de l'eftomac & des inteftins, il en réfultera la léfion de la fecrétion des fucs digeftifs, par conféquent diverfes léfions de la digeftion : il en réfultera des inflammations, des ulcères, diverfes efpèces d'hydropifie, des hémorragies, & des fièvres lentes fymptômatiques. Si les obftructions fe forment dans la matrice, il en réfultera le défordre de menftrues, des fuppreffions de règles, des pertes, l'inflammation, l'ulcere, l'hydropifie de

M 6

la matrice. Si les obstructions se forment dans les glandes du méfentère, il en résultera diverses espèces de diarrhées, des léfions de la nutrition, des inflammations, des suppurations, la fièvre lente symptomatique, l'hydropifie. Si les obstructions se forment dans le cerveau, elles ne se manifestent par aucun figne qui leur soit propre ; elles caufent l'épilepfie, la paralyfie, l'hydrocéphale, &c. elles font toujours mortelles. Lorfque les obftructions qui fe forment dans le foie, dans la rate, dans le pancréas, dans le méfentère & dans la matrice, ont acquis un volume confidérable, on fent une dureté & une rénitence, en palpant les régions du bas-ventre dans lefquelles ces vifceres font fitués. Les obftructions qui fe forment dans les glandes de l'eftomac & des inteftins, font rarement affez confidérables pour qu'on puiffe les palper ; mais on peut juger que les obftructions caufées par des fucs âcres, exiftent, par les fignes fuivans : 1°. Si le malade a mené le genre de vie (280), qui produit des liqueurs âcres, & qui caufe la tenfion des fibres, & la diminution de foupleffe dans les vaiffeaux ; 2°. S'il a la bouche & la gorge chaudes, fèches, & la langue d'un rouge-brun, le matin à jeun ; 3°. S'il a le teint changé, & s'il eft conftamment pâle, blême, & tirant un peu fur le jaune; 4°. Si le malade devient moins difpos, moins actif, & fi toutes fes fonctions fe font avec le fentiment d'un moindre bien-être. Si les quatre fignes ci-deffus exiftent depuis long-temps, il y a lieu de juger que les obftructions ont déjà acquis une certaine folidité ; mais fi ces quatre fignes, & fur-tout le changement du teint, la pâleur tirant fur le jaune, & l'exercice moins facile de toutes les fonctions, n'exiftent que depuis peu de temps, il y a lieu de juger que les obftructions ne font que commencer.

4°. Si les obftructions fe forment dans les glandes, & dans les mufcles qui font à portée de l'application des topiques & de l'extirpation, il fera plus facile d'y remédier, qu'aux obftructions des vifcères, contre lefquelles on ne peut employer que la diététique, & des médicamens internes, qui ne réuffiffent qu'à empêcher les progrès, fi les obftructions font très-anciennes.

On ne connoît pas les engorgemens lymphatiques, qui fe forment dans les viscères du bas-ventre, aussi-tôt que ceux qui se forment dans le poumon; parce que les fonctions de ceux-là ne font pas aussi évidentes que celles du poumon, & que les engorgemens lymphatiques commençant dans les viscères du bas-ventre, ne produisent pas des léssions sensibles dans leurs fonctions; au-lieu que de légers engorgemens dans le poumon, causent des léssions apparentes dans la respiration.

Les engorgemens lymphatiques qui se font à l'habitude du corps, & qui font près de quelqu'organe secrétoire, & qui ne font pas causés par des virus, font plutôt détruits, que ceux qui se font dans des parties éloignées d'organes secrétoires. Les engorgemens lymphatiques qui se font dans les muscles du visage & du cou, se dissipent souvent par une augmentation de salive. Les engorgemens lymphatiques qui se font près de la peau, se dissipent quelquefois, par des sueurs de la partie tuméfiée.

290 Les obstructions causées par des digestions âcres, ont les mêmes signes & produisent, à-peu-près, les mêmes effets, que les obstructions causées par des digestions, dont les résultats

ſont des ſucs épais & groſſiers ; elles ne diffèrent, pour ainſi dire, que par la cauſe, & il n'eſt pas difficile de la diſtinguer. Les obſtructions produites par des digeſtions âcres, ont été précédées par des excès d'alimens & de boiſſons âcres, ou par des abus qui cauſent l'âcreté des digeſtions (280) ; & les malades ont les ſignes de l'âcreté des ſucs digeſtifs (187). Les obſtructions cauſées par des digeſtions, dont les réſultats ſont des ſucs épais & groſſiers, ont été précédées par des abus & des excès d'alimens (248), qui cauſent des ſucs épais & groſſiers, & par des abus qui produiſent l'épaiſſiſſement des humeurs ; & les malades ont des ſignes des ſucs digeſtifs épais (178).

Les ruptures d'anévriſme, de varices, de troncs d'artères, & de veines, que nous avons dit être des cauſes de mort, article premier du paragraphe 285 ; les ruptures de petits vaiſſeaux ſanguins, qui ſe font dans le cerveau, & dans l'intérieur d'autres viſcères, que nous avons auſſi dit être des cauſes de mort, article 5 & 6 du paragraphe 285 ; l'hydrocéphale dans les adultes, art. 2, paragraphe 186 ; les obſtructions du cerveau,

art. 3, paragraphe 288, font les unes
& les autres, de ces caufes de mort
qui n'ont point de fignes qui leur foient
propres, & que pour cette raifon nous
avons mifes au rang des bornes de
l'art. 68. Nous ajoutons ici, que quand
même ces caufes de mort auroient
des fignes qui leur feroient propres
& particuliers, dès leur commencement;
les hommes n'en feroient pas plus heureux, l'art ne pouvant pas porter
dans les vifcères, des inftrumens, pour
donner iffue à la matiere qui les corrompt; ni pour extirper ou retrancher
des vifcères; ni pour lier des gros
vaiffeaux; ni pour comprimer & empêcher la rupture des gros anévrifmes
& des groffes varices, dans les grandes
cavités, comme il le fait à l'extérieur
du corps; il n'a d'autres moyens à
oppofer à ces caufes qui agiffent dans
l'obfcurité, que de mitiger & pallier
leurs effets fenfibles, & d'éloigner
toutes les nouvelles caufes qui pourroient furvenir, & d'attendre les reffources que la nature trouve, quelquefois, dans les cas que l'Art regarde
comme les plus défefpérés.

292   Un fixième individu, fait auffi de
temps en temps, de grands excès d'ali-

mens âcres ; il commet les autres abus, qui produifent les digeftions âcres (187) ; il a les nerfs de l'eftomac & des inteftins très-irritables. Lorfqu'ils font irrités par des alimens fort âcres, ils entrent en fpafme ; pendant cette convulfion, les alimens féjournent dans l'eftomac & les inteftins ; les fucs digeftifs, féjournent dans leurs vaiffeaux fecrétoires & excrétoires ; le féjour des uns & des autres, la chaleur du lieu, produifent une corruption qui augmente très-fort leur acrimónie ; alors l'eftomac & les inteftins font irrités plus violemment, les mouvemens convulfifs fuccèdent au fpafme, l'eftomac & les inteftins fe contraɛtent avec la plus grande violence, & avec douleur ; le malade fait les plus grands efforts pour vomir & ne vomit pas ; il a les befoins les plus preffans pour aller à la felle, & il ne rend rien. Cependant ces contraɛtions violentes de l'eftomac, & des inteftins , fe répétent continuellement fans aucune évacuation ; cet état de grands efforts inutiles pour vomir & pour aller à la felle, eft accompagné d'une grande foif, d'une grande chaleur & douleur d'entrailles, & fouvent de mouvemens convulfifs dans les membres ; tantôt le pouls eft très-fréquent & inégal, tantôt il eft intermittent, tantôt il eft dur, tantôt il eft à peine fenfible ; enfin les extrêmités fe refroidiffent, la fyncope menace ; l'affemblage de ces grandes léfions conftitue le *cholera morbus fec*, qui eft extrêmement dangereux, le plus fouvent, & fe termine très - promptement par la gangrène de l'eftomac & des inteftins.

Lorfque dans cet état de mouvemens convulfifs de ces organes, tous les vaiffeaux excrétoires qui s'ouvrent dans l'intérieur de l'eftomac & des inteftins, peuvent fe relâcher, tous les fucs qui y exiftent, & tous ceux qui y arrivent en abondance par la célérité de la circulation, en font exprimés avec violence ; & en conféquence les évacuations par haut & par bas, font fi énormes, dans peu de temps, que le malade tombe en fyncope, fon pouls eft à peine fenfible, les extrêmités fe refroidiffent ; ce fecond état conftitue le *cholera morbus humide*, qui eft fort dangereux ; mais cependant moins que le premier.

293   Un feptième individu commet les mêmes abus que le fixième ; il a les

mêmes fignes de digeftions âcres (187);
il a l'eftomac & les inteftins un peu
moins irritables, la convulfion n'y eft
pas auffi forte ni auffi permanente;
par conféquent les fucs digeftifs & les
réfidus d'alimens fe corrompant moins,
n'acquièrent pas une fi grande acrimonie
que dans le fixième. Mais ce feptième
individu a des parties dans l'intérieur des
inteftins, dans lefquelles, les vaiffeaux
fecrétoires & excrétoires, & même des
petits vaiffeaux fanguins font très-minces & très-foibles. Ces petits vaiffeaux,
continuellement picotés, & irrités par
des molécules âcres, compactes & aiguës,
font déchirés. Ces irritations & déchire-
mens caufent la fièvre ; elles caufent des
contractions convulfives des inteftins,
& donnent lieu à des befoins très-violens
d'aller à la felle, pour ne rendre, le plus
fouvent que des glaires, & des mucofités teintes d'un fang vermeil.

Cet état conftitue la dyffenterie, qui
eft d'autant plus dangereufe, que la fièvre
eft plus forte, qu'il y a plus de douleur
& de chaleur dans les entrailles, & que
la foif eft plus ardente, & les befoins
d'aller à la felle font plus fréquens &
plus douloureux.

Quelquefois la dyffenterie exifte fans

fièvre & fans foif ; les douleurs & chaleurs dans le bas-ventre, & fur-tout dans la région ombilicale, n'ont lieu, que dans les momens de befoin d'aller à la felle, & ces befoins ne font pas très-fréquens.

Quelquefois, les caufes qui produifent la dyffenterie, n'agiffent que dans l'inteftin rectum ; alors il n'y a point de douleurs dans l'eftomac ni dans le ventre, fouvent même il n'y a point de fièvre ; il y a feulement des befoins très-fréquens & douloureux pour aller à la felle, pour rendre très-peu de chofe, feulement quelques glaires ou mucofités tachées de fang, & fouvent rien. Ces befoins fréquens & douloureux, d'aller à la felle pour rien, ou pour peu de chofe, conftituent le ténefme, qui a toujours lieu dans les dyffenteries, & qui fouvent exifte feul.

294   Le huitième individu abufe de la même manière que les deux précédens ; il a les inteftins très-fenfibles, très-fufceptibles de mouvemens convulfifs, qui font peu violens ; cette extrême fenfibilité des inteftins, fait que les alimens âcres ne peuvent pas y féjourner long-temps, & qu'ils font expulfés promptement par les felles, dans lefquelles on voit des portions d'alimens non-digérés, & tels

qu'ils ont été avalés , & d'autres portions d'alimens très-peu changés. Les
felles de cette qualité , caractérifent *la
paffion cœliaque.* Quelquefois les alimens
paroiffent bien digérés , & on voit dans
les felles , le chyle qui eft mêlé avec
les excrémens ; la grande fenfibilité des
petits inteftins , & la vivacité de leur
mouvement périftaltique , ont empéché
que le chyle n'ait pu être introduit dans
les vaiffeaux lactées. Ces felles dans lefquelles on voit le chyle , caractèrifent
la lienterie.

Le neuvième individu fait les mêmes
excès que le trois précédens; il a les mêmes fignes de digeftion âcre (187) , il a
beaucoup de vaiffeaux fecrétoires & excrétoires dans les inteftins, qui font très-lâ-
ches & très-fufceptibles d'être beaucoup
dilatés & d'admettre, non-feulement, une
grande quantité de lymphe , mais auffi
des globules de fang. Ces fucs des inteftins qui font en grande abondance , qui
font teints de fang , & qui de plus font
fort âcres , donnent lieu à l'irritation
continuelle des inteftins, qui accélère le
mouvement périftaltique, d'où réfultent
des felles liquides qui font de couleur de
lavures de chairs. Cette qualité des felles
caractérife le flux hépatique.

La paſſion cœliaque, la lienterie &
le flux hépatique, ne ſont pas, ordinairement, accompagnés de douleur, de chaleur & de foif, &, par conſéquent elles
ſont, par elles-mêmes, moins dangereuſes que la dyſſenterie ; mais elles ſont
ſouvent accompagnées d'une fièvre
lente, cauſée par l'embarras, les obſtructions, ou la ſuppuration de quelques
viſcères. Quand même on ne verroit
pas, que ces eſpèces de diarrhées, ne ſont
pas jointes à des obſtructions ou à des
ſuppurations, on doit d'autant plus ſe
hâter d'y remédier, que ſi on les néglige, elles cauſeront bientôt l'épuiſe-
ment des forces & le maraſme.

296   Le dixième individu ſe livre, fréquemment, aux mêmes excès que les
précédens ; il éprouve les ſignes de
digeſtions âcres (187). Il eſt extrêmement vigoureux, tous ſes vaiſſeaux ſont
très-forts, il tranſpire beaucoup, & ſi
abondamment, que preſque toutes les
ſéroſités du ſang ſe diſſipent, & que
par conſéquent les molécules âcres de ſon
ſang, n'étant plus baignées dans les ſéroſités, elles heurtent fortement les petits
vaiſſeaux lymphatiques, les irritent, les
mettent en convulſions, qui les contractent & les reſſerrent : de-là, réſul-

tent beaucoup d'obftacles à la circulation ; mais les forces du cœur & des
artères, étant irritées par ces obftacles
& par l'acrimonie des fluides, elles augmentent la force & la fréquence de leur
contraction qui produit un très-grand
mouvement & une très-grande raréfaction dans les liqueurs ; le pouls devient très-fréquent, très-grand, & très-
dur ; le malade fe plaint d'une chaleur
univerfelle au degré le plus infupportable ; les urines font en très-petite
quantité & extrêmement colorées ; la
foif eft ardente & inextinguible ; la
langue, les lèvres font arides & brunes ; il n'y a point de falive ; le vifage
eft en feu, les yeux étincelans, la peau
eft brûlante. Cet état caractérife la fièvre ardente.

Le onzième individu a fait les mê- 297
mes excès, il eft conftitué comme le
dixième, excepté que fes vaiffeaux du
cerveau, font moins robuftes ; ils s'engorgent : de-là s'enfuit la compreffion
fur l'origine de plufieurs nerfs, & fur
ceux de la huitième paire. Le onzième
individu ayant les fluides dans le même
état que le dixième, tous les vaiffeaux
font irrités ; il en réfulte les mêmes
convulfions & refferremens dans les

vaisseaux lymphatiques , & les mêmes obstacles à la circulation ; mais la compression de la huitième paire, ne permet pas que les forces du cœur s'augmentent , ni que ses contractions & dilatations alternatives soient accélérées ; & la circulation étant, pour ainsi dire, interceptée , dans les vaisseaux lymphatiques , toutes les liqueurs restent dans les vaisseaux sanguins , & s'y raréfient ; leur mouvement intestin s'accroît ; les artères & les veines sont dilatées, gonflées , tendues ; le pouls est grand, plein , dur & peu fréquent ; la respiration est très-gênée ; le ventre est gonflé & tendu , il n'y a point de selles ni d'urine ; la bouche est très-sèche, la langue n'est pas chargée , mais brune , noirâtre & âpre , les lèvres sont arides & noirâtres ; les mains tremblent, il y a des mouvemens convulsifs dans les lèvres & les muscles du visage ; la peau est d'une chaleur si âcre , que le Médecin souffre , en tâtant le pouls : le malade est tantôt dans une affection comateuse ou léthargique , tantôt dans le délire , tantôt dans l'apathie ; dans les momens où il paroît avoir sa connoissance , il ne se plaint ni de chaleur , ni de soif , ni de douleurs , il ne

dit

dit pas qu'il fouffre , & cependant on voit en lui , toutes les caufes de ces fenfations. Cet affemblage de fymptômes viólens , joints à un pouls peu fréquent, caractérifent une efpece de fièvre maligne fort différente , par fa caufe, de celle qui eft décrite dans le neuvieme individu (262).

Le douzième individu a fait des excès de la même efpece que les deux précédens individus ; mais il ne les a pas répétés auffi fouvent, ni auffi violemment. Il a la bouche plus chaude & plus âcre, les matins , qu'à l'ordinaire ; il dort peu, fon fommeil eft plus agité, il fent un mal-aife continuel, il eft moins difpos , moins fort , il eft plus trifte , il maigrit , il n'a pas l'appétit auffi vif qu'à fon ordinaire, il a le pouls conftamment plus fréquent qu'à l'ordinaire. Cet individu a une fièvre lente qui eft effentiellement différente par les caufes, de la fièvre étique (263). Celle-ci eft caufée par des fucs épais & groffiers ; celle-là eft caufée par des fucs âcres qui fe manifeftent par une chaleur & une âcreté dans la bouche & dans la gorge, que le malade éprouve les matins ; & par des agitations & des infomnies. Il y a plufieurs ef-

pèces de fièvres lentes ; la premiere eſpèce, eſt celle dont eſt atteint ce douzième individu ; elle eſt cauſée par
les excès (280) ; elle n'a été précédée
par aucune maladie ; ce ſont des ſucs
âcres qui cauſent des embarras & des
engorgemens dans un grand nombre
de vaiſſeaux lymphatiques & ſecrétoires, qui forment des obſtacles à la
circulation. Cette premiere eſpèce de
fièvre lente, eſt une fièvre lente eſ-
ſentielle. La ſeconde eſpèce eſt celle
qui a été précédée & qui eſt accompagnée de quelques maladies; par exemple, celle qui a été précédée d'une toux
avec crachement de ſang, & qui eſt accompagné de toux & de crachats ſuf-
pects. La troiſième eſpèce eſt celle
qui a été précédée par des obſtructions
palpables, par des douleurs conſtantes
& violentes telles, que celles qui ſont
cauſées par la pierre dans la veſſie, ou
dans les reins, ou dans la véſicule du
fiel, ou par une tumeur cancereuſe.

Ces deux dernieres eſpèces ſont nommées fièvres lentes ſymptomatiques, &
ne ſe guériſſent, qu'autant qu'on peut détruire les maladies qui les ont précédées.

La première eſpèce eſt en elle même,
beaucoup moins dangereuſe que les
deux autres ; mais ſi on ne réforme pas

les abus qui l'ont caufée, & fi on ne corrige pas l'acrimonie des fucs, elle fera mortelle.

Le treizième individu commet tous les abus (280), il a les fignes de digeftions âcres, il eft très-vigoureux, aucune fonction corporelle n'eft altérée conf-tamment & notablement, il a beau-coup d'imagination, il s'occupe con-tinuellement à penfer, à refléchir, com-biner, difcuter; il a les nerfs très-fenfi-bles; le genre de vie qu'il mene augmente la fenfibilité de fes nerfs & l'acrimonie de fes liqueurs; il fent fouvent du mal-aife accompagné d'une grande agita-tion; il a une foule d'idées qui fe con-trarient. Il défire avec ardeur, une chofe qui lui déplait, un inftant après. Il a une idée dominante qui fe repréfente fans ceffe; il s'y attache, en confidère l'objet fous toutes fes faces, il lui en fuppofe qu'elle n'a pas; enfin fon ima-gination s'échauffe fur cet objet, il n'en confidère plus d'autres, il ne voit que celui-là; cet état conftitue la ma-ladie nommée *mélancolie* ou délire par-ticulier. Tout abforbé, qu'eft ce malade, uniquement par cet objet, il conferve fes habitudes, il continue à vivre d'a-limens très-affaifonnés & à faire excès de liqueurs âcres & spiritueuses ; & l'objet qui l'occupe tout entier , fait, que sans désirs , sans appétit & sans y songer , il porte ses excès au plus haut degré ; l'irritation de ses nerfs augmente , l'imagination devient de plus en plus vive , tous les objets qui se présentent , font des sensations si vives, que la refléxion & les combinaisons ne peuvent plus avoir lieu ; il délire sur tous les objets , il veut avec fureur & violence ; il s'expose à tout ; l'instant après il est doux , docile & craintif à l'égard de l'objet qui lui avoit inspiré de la témérité & de la fureur. Ce second état qui est aussi sans fièvre est nommé, *manie.*

300 Si un homme ou une femme , beaucoup moins robustes que les individus ci-dessus, ont tous les viscères bien constitués , s'ils ont les nerfs extrêmement sensibles , & si ces deux sujets, sans faire tous les excès (280), abusent, cependant, de plusieurs des choses non-naturelles qui produisent des digestions âcres ; ils seront atteints de la maladie nommée *vapeurs.* Le moindre sujet qui leur causera de la frayeur ou de la terreur, excitera des palpitations de cœur, des tremblemens , des serremens spasmodiques de lapoitrine, qui causeront des oppres-

fions paffagères; ils auront des mouvemens involontaires, fur-tout, aux approches du fommeil; ils fentiront fréquemment des mal-aifes qu'ils difent ne pouvoir décrire; ils feront très-effrayés
de toutes les indifpofitions qui leur fur-
viendront; ils s'en occuperont continuellement; en entretiendront tous
leurs amis; ils defirent de remédier à
leur état; ils n'ofent faire aucun remède; tantôt ils auront des infomnies;
tantôt, ils auront un fommeil profond;
tantôt, ils auront de l'appétit, & digé-
reront bien; tantôt, ils éprouveront des
vomiffemens, des dévoiemens, dans
lefquels on diftinguera tous les effets
de l'acrimonie. Tantôt, la femme aura
des fuppreffions de règles, tantôt, elle
aura des pertes, tantôt des fleurs blanches âcres; les craintes, la peur, les
contradictions, lui cauferont quelquefois des fyncopes dans lefquelles elle
fera long-temps, fans pouls fenfible,
fans refpiration fenfible, avec la plus
grande pâleur, & les extrêmités froides. Ils éprouveront l'un & l'autre
beaucoup de vents par haut & par
bas; ils pafferont de la plus grande
trifteffe & des pleurs, à la joie & aux
ris immodérés; ils auront diverfes fen-

fations qui leur feront craindre, tantôt l'hydropifie, tantôt l'apoplexie, tantôt la pulmonie, tantôt la manie, tantôt d'autres maladies, & toujours la crainte de mourir dans peu. On ne pourra pas leur perfuader que leurs craintes n'ont nul fondement ; cet état fe nomme paffion hypochondriaque dans les hommes, & *paffion hyftérique* dans les femmes.

301 Les efpèces de maladies décrites depuis 281 jufqu'à préfent, font les principales qui font caufées par les alimens âcres, les liqueurs fpiritueufes ; & par toutes les-autres chofes non-naturelles qui produifent l'âcreté des fucs digeftifs & des autres humeurs. Nous n'entrerons pas dans les détails des autres maladies compofées qui font produites par ces caufes ; parce que, quelques fymptômes qu'elles aient, elles ont des fignes communs avec ces efpèces principales ; favoir, les fignes de l'âcreté des fucs (187) ; & elles ont des caufes communes, favoir, les excès (280. Le jeune Médecin pourra facilement les rapporter à ces efpèces principales, & il verra qu'elles n'en différent que par le plus ou le moins d'action de la part des caufes, & le plus ou le moins de force dans les in-

dividus, & par la diverfe difpofition des individus.

Il y a beaucoup d'autres maladies qui ont les mémes noms, & qui ont les mêmes fymptômes que celles décrites & nommées dans cette fection. Nous avons déja vu qu'il en eft beaucoup du même nom, qui font caufées par des digeftions dont les fucs font groffiers & épais, & qui ont plufieurs fymptômes femblables à ceux des maladies qui font caufées par des fucs âcres. Les fignes de l'épaiffiffement des fucs (182), les fignes de l'âcreté des fucs (187), & les divers genres de vie qui ont précédé ces deux genres de maladies, caractérifent la différence de leurs caufes. Nous verrons que les fuppurations, les obftructions, les ruptures de vaiffeaux, & les autres maladies décrites dans cette fection & dans la précédente, peuvent être caufées par des évacuations fupprimées, par des virus, & par des caufes externes. Ces dernières efpèces de maladies ont auffi des fignes qui les diftinguent des efpèces détaillées dans les fections précédentes, ainfi que nous l'expliquerons fommairement 375, 376, 377.

N 4

SECTION IV.

Des maladies produites par les Léſions de la Digeſtion, d'où réſulte un chyle mal travaillé, par le défaut ou manque de ſucs digeſtifs.

302   Nous avons indiqué (178) les ſignes qui annoncent le défaut ou manque de ſucs digeſtifs ; nous avons aſſigné (179) les abus des ſix choſes non-naturelles qui donnent lieu au défaut de ſucs digeſtifs. Nous avons déſigné (180) les maladies compoſées, les virus & les cauſes externes qui produiſent le manque de ſucs. Nous avons preſcrit 198, art. 1°, le régime qui eſt capable de reſtaurer les ſucs digeſtifs qui ont été épuiſés par l'abus des choſes non-naturelles. Nous avons déſigné 243 art. 2°, les léſions ſimples de la digeſtion, cauſées par le défaut de ſucs digeſtifs. Enfin nous avons dit (279) que le défaut de ſucs digeſtifs, dans beaucoup d'individus, eſt naturel & héréditaire ; ou qu'il eſt adventice & contraĉté. Soit que le défaut de ſucs digeſtifs ſoit naturel, ſoit qu'il ait été contraĉté par divers abus, ſoit qu'il ait été produit par les maladies

(180), il eſt conſtaté par l'obſervation,
que le manque de ces ſucs, eſt capable
de produire une grande quantité de
maladies, & d'aggraver celles dont il
eſt l'effet.

L'obſervation apprend que le défaut 303
ou manque de ſucs digeſtifs, qui eſt
produit par les maladies (180), exige la
plus grande attention; & que, quoique,
dans ces maladies, il ne ſoit qu'un effet,
le Médecin doit défendre abſolument
tous les alimens ſolides, juſqu'à ce que
par le moyen des alimens liquides, il
ait pu reſtaurer les ſucs ; & il doit per-
ſuader au malade que n'ayant preſque
point de ſucs digeſtifs, les alimens ſolides ne pourroient être atténués, diviſés & diſſous ; & que par conſéquent,
n'étant pas digérés, ils ne le nourri-
roient pas ; & qu'au contraire, ils le
fatigueroient, & cauſeroient des indigeſtions qui augmenteroient ſon épui-
ſement, ſa foibleſſe, & les autres accidens de ſa maladie.

L'obſervation apprend que, ſoit que
le défaut ou manque de ſucs digeſtifs,
ſoit naturel, ſoit qu'il ait été contraⅽté
par des abus & des excès, il peut produire beaucoup de maux. Il produit
d'abord la diminution de la faim (198);

N 5

enſuite il produit l'indigeſtion (243) art. 8°.

Les Médecins ſavent que ces léſions ſimples de la digeſtion, & les indigeſtions, deviennent cauſes des maladies compoſées les plus graves ; mais la plupart des hommes ſont très-peu vigilans ſur leur ſanté ; s'ils n'ont qu'une indiſpoſition qui ne cauſe pas de grandes douleurs , & qui n'empêche pas leurs occupations ordinaires, ils n'ont pas recours aux avis des Médecins ; ils cherchent eux-mêmes à ſe ſoulager par des moyens qu'ils imaginent , ou ils s'adreſſent à leurs amis, auſſi ignorans qu'eux , pour avoir du ſoulagement : par exemple , un homme , né avec trop peu de ſucs digeſtifs , boit depuis, quelque temps, beaucoup plus de vin qu'à ſon ordinaire ; il mange des mets qui ont très-peu de ſucs , tels que du fromage ſec , des poiſſons ſecs & boucanés, des fruits ſecs, des viandes ſéchées & ſalées , telles que jambons, ſauciſſons , &c. Pendant qu'il ſe nourrit de telle manière , il ſe livre à de grands travaux , il veille beaucoup, il fait quelques excès de Vénus, il tranſpire & ſue beaucoup , il fait une grande déperdition de fluides ; enfin il a continuellement la bouche fèche, fon appétit eft très-diminué, il n'a point d'autre mal. Pour continuer à vacquer à fes affaires ou à fes plaifirs, il imagine des chofes pour exciter fon appétit ; ou fes amis, fi ce font des ivrognes, lui confeillent de boire des liqueurs fpiritueufes, de manger les mêts les plus affaifonnés & du plus haut goût. Si fes amis font gourmands, ils lui confeillent de fe faire fervir les mêts les plus rares & les plus délicats, qu'il trouvoit, autrefois, les plus excellens, & de fe faire violence pour en manger. Les uns & les autres lui affurent que par ces moyens, fon appétit fe rétablira ; mais bientôt il éprouvera le contraire. S'il a fuivi le confeil des ivrognes, il fe fera enyvré plufieurs fois ; il aura eu de fréquentes indigeftions de vin & de mêts très-affaifonnés ; les fucs digeftifs feront devenus âcres, il aura la bouche chaude, fèche & âcre, il fera très-agité les nuits & ne dormira point ; il fera très-altéré, il fera brûlant & fort maigre ; enfin il furviendra un crachement de fang avec beaucoup de toux ; ou d'autres léfions caufées par des digeftions âcres.

Si cet homme a fuivi l'avis des gens

N 6

qui lui conſeilloient de ſe faire violence pour manger les mêts qu'il trouvoit excellens, lorſqu'il avoit de l'appétit; & s'il s'eſt fait violence pour manger des volailles graſſes, des viandes noires, &c. il aura d'abord eu pluſieurs mauvaiſes digeſtions, enſuite des indigeſtions. Enfin, les ſucs de ces mêts qui n'ont pu être ſuffiſamment digérés, faute de ſucs digeſtifs, étant paſſés dans le ſang, ils auront épaiſſi toutes les liqueurs des ſecrétions. On en aura la preuve par la ſalive qui ſera en très-petite quantité & ſi épaiſſe, qu'elle formera ſur la langue & les gencives un ſédiment très-viſquèux; la bouche ſera pâteuſe, il y aura des nauſées de matières fades, de l'averſion pour toutes ſortes d'alimens; un mal-aiſe, de la laſſitude, des friſſons, de la fièvre, & enfin pluſieurs léſions cauſées par des digeſtions, dont les réſultats ont été des ſucs épais & groſſiers; ainſi cet homme eſt paſſé, du défaut des ſucs digeſtifs, à l'épaiſſiſſement des ſucs digeſtifs.

304   On voit par cet exemple, que ſi on ne remédie pas au défaut ou manque de ſucs, il ſe termine ou par l'âcreté, ou par l'épaiſſiſſement des ſucs; & que

dans le premier cas , ce fera l'une des maladies compofées de la fection précédente , qui aura lieu ; & que dans le fecond cas , il s'enfuivra une des maladies compofées de la Section II. Dans le premier cas , le Médecin ne voit qu'une maladie compofée , caufée par des digeftions âcres ; dans le fecond cas il ne voit qu'une maladie compofée , caufée par des digeftions épaiffes & groffieres ; mais dans ces deux cas, il doit obferver, que fi le malade, dès fa naiffance , a naturellement très-peu de fucs digeftifs , il y a beaucoup de précautions à prendre.

Les individus qui, naturellement, ont très-peu de fucs digeftifs, font ceux qui dès leur enfance , mangent & boivent très-peu , qui font d'une petite taille ou d'une taille moyenne , qui font fort minces & très-maigres , qui ont de très petits vaiffeaux , & qui malgré la délicateffe de cette conftitution , ont beaucoup d'activité d'efprit & de corps.

Suppofé que l'un de ces individus ait contracté par divers abus , une maladie compofée , caufée par l'âcreté des fucs ; par exemple , une toux très-fréquente , accompagnée de douleurs dans la poitrine , & de crachement de fang ;

nous verrons dans le traitement prescrit, contre cette maladie composée, qu'il faut avoir recours aux saignées réitérées, soit pour diminuer le volume du sang, soit pour diminuer les mouvements progressifs & intestins des liqueurs. Mais à l'égard de cet individu frêle & délicat qui a peu de sucs, le Médecin doit appréhender l'affaissement des vaisseaux, & il ne doit ordonner la saignée, la plus fortement indiquée, qu'en très-médiocre quantité, & ne doit la réitérer, que par la nécessité la plus urgente.

306   Supposé que l'un de ces individus ait contracté par ses abus & ses excès, une maladie composée, causée par des sucs épais & grossiers, par exemple, une fièvre putride, caractérisée par des redoublemens avec frissons, la bouche très mauvaise, la langue très-chargée, des nausées fades avec le goût de corruption, des vomissemens de matières très-fades, très-corrompues, des selles très-fétides ; on verra ci-après, dans le traitement de cette maladie, qu'on doit administrer les émétiques, & purgatifs, pour procurer des évacuations copieuses & soutenues. Dans les individus frêles & délicats qui ont peu de

fucs; le Médecin doit faire attention
d'éviter l'épuifement des fluides ; en
conféquence il doit ordonner les émétiques & les purgatifs les plus doux,
& aux plus petites dofes ; il doit, autant
qu'il eft poffible, éloigner ces remèdes,
& ne foutenir les évacuations, qu'en petite quantité.

Dans les deux cas ci-deffus, le Mé- 307
decin doit combattre les maladies, dans
les individus qui ont peu de fucs, par
les fecours diététiques, plutôt que par
les médicamens & les faignées ; c'eft-
à-dire, que dans le premier de ces cas,
il doit ordonner la privation des alimens folides, une copieufe boiffon de
liquides adouciffans & mucilagineux
tels que le petit-lait, l'eau de poulet,
l'eau de veau, &c. il doit, en même-
temps, ordonner la tranquillité d'efprit
& de corps. Dans le fecond cas, le Médecin doit défendre les alimens folides,
& interdire les boiffons onctueufes &
incraffantes ; il doit faire boire, très-
abondamment, des tifanes délayantes &
légèrement incifives, telles que celle
n° 2 & les lavemens n° 48, très-fouvent réitérés ; il doit faire garder le
lit, ordonner qu'on renouvelle l'air de
l'appartement, & qu'on l'entretienne mo-

dérément chaud. Souvent, les seuls se-
cours diététiques suffisent pour guérir
les individus foibles & épuisés; il est
vrai qu'il faut toujours beaucoup plus
de temps, pour que ces remèdes opèrent, seuls, la guérison, que lorsqu'ils
sont joints aux médicamens; & que
souvent les malades n'ont pas assez de
patience. Le Médecin ne doit rien négliger, pour persuader au malade, qu'il
lui est infiniment plus avantageux de
sacrifier du temps, que de tenter une
guérison prompte, par des médicamens
nuisibles à sa constitution.

SECTION V.

*Des maladies causées par les Lésions de
la Digestion, dont le résultat est un
chyle trop aqueux & insipide.*

308   Nous avons vu que la faim diminue,
lorsque les sucs de l'estomac sont trop
aqueux & insipides (184). Nous avons
assigné les abus des choses non-naturelles (185) & les maladies (186) qui produisent cette mauvaise qualité des sucs;
nous avons prescrit (198) art. 3°, le
traitement qui convient à ce vice des
sucs, lorsqu'il est produit par des abus

& lorfqu'il eft naturel. Nous avons décrit (243) art. 4°, les fimples léfions
de la digeftion, qui font produites par
des fucs digeftifs trop aqueux & infipides.

L'obfervation apprend que ces fimples léfions de la digeftion, étant négligées, il en réfulte des maladies compofées, diverfes, relativement aux diverfes conftitutions des individus.

Le caractère qui diftingue les maladies compofées, caufées par un chyle
trop aqueux & infipide, eft, que les malades ont la bouche remplie d'eau fade,
qu'ils font obligés de cracher très-fouvent, que leur langue eft pâle & qu'elle
n'eft point chargée, qu'ils font pâles,
& que fouvent, ils ont de la bouffiffure
ou de l'enflure.

L'infipidité des fucs digeftifs, qui
donne lieu à un chyle trop aqueux &
infipide, eft ou naturelle, ou contractée.

Si l'infipidité des fucs digeftifs, eft
naturelle, dès l'enfance, les malades
font pâles, bouffis, ils ont toujours eu
la bouche inondée de falive, ils ont
peu d'activité & font apathiques.

Si l'infipidité des fucs, a été contractée,
ce n'eft que depuis une époque que les

malades citent, qu'ils en éprouvent les signes (184).

Il est beaucoup plus difficile de remédier aux maladies composées, qui font causées par l'insipidité naturelle, que de guérir celles qui font causées par l'insipidité contractée ; mais que l'insipidité soit naturelle, ou qu'elle ait été contractée, les maladies composées qui en résultent, ne font ni douloureuses ni mortelles, tant que le chyle trop aqueux & insipide, n'entraîne pas d'autres vices dans les liqueurs.

310   On voit des hommes fort pâles & bouffis, qui ont les jambes enflées ; ils n'ont presque point d'appétit, ils ont la bouche inondée de salive, ils ont de digestions lentes, ils éprouvent des pesanteurs d'estomac & des gonflemens & mal-aises dans le bas-ventre, après les repas ; ils ont des diarrhées séreuses dans lesqu elles on voit des portions d'alimens mal digérés ; ils éprouvent, presque continuellement, un sentiment de lassitude ; ils font incapables d'un exercice un peu continu, ils font lourds. Pour peu qu'ils marchent vîte, ou qu'ils travaillent de force, ils font essouflés. Cet assemblage de lésions, subsiste, souvent, pendant plusieurs années

ſans augmenter : alors il n'y a d'autre déſordre dans l'économie animale, qu'une ſurabondance d'eau , qui relâche toutes les fibres & les vaiſſeaux , qui rend toutes les ſecrétions des ſucs digeſtifs , très-abondantes & inſipides , & qui cauſe une abondance d'urine , ou des ſueurs abondantes.

On voit des jeunes filles très-pâles , qui ont le viſage bouffi , les paupières œdématiées , les jambes & les cuiſſes enflées ; elles crachent continuellement une ſalive fade , elles ont les membres engourdis , elles ont une douleur de tête , peu vive , mais continuelle , elles ont ſouvent des palpitations de cœur , elles ſont fort triſtes , le plus léger mouvement les fatigue , elles ſont eſ-ſouflées , après avoir monté quelques marches d'eſcalier ; les règles ſont en petite quantité , très-ſéreuſes & peu tein-tes de ſang , elles n'ont preſque point d'appétit , preſque tous les mêts ordi-naires leur répugnent , elles ne man-gent preſque que des choſes inuſitées & en très-petite quantité , elles ont très-peu de fièvre , mais elle eſt con-tinue. Malgré toutes ces léſions qui caractériſent la chloroſe ou pâles cou-leurs , la plupart de ces jeunes mala-des, refuſent tous les remèdes, & ne veu-

lent pas s'aſſujettir aux ſecours diététiques ; cependant on en voit quelques-
unes en qui l'abondance des ſucs trop
aqueux & inſipides, n'étoit pas naturelle,
& qui ayant ſupporté cette maladie
compoſée, pendant deux ou trois ans,
recouvrent une ſanté ferme, ſans avoir
eu recours aux reſſources de l'art. Mais
dans ces jeunes malades en qui ce vice
des fluides eſt naturel, il ne fait que
s'accroître, lorſqu'il n'eſt pas corrigé
par l'art.

312 Si les hommes ci-deſſus, ont contracté ce vice des fluides, pour avoir été en
proie à des chagrins qui les ont retirés
de la ſociété & de leurs occupations,
qui les ont plongés dans un état d'inac-
tion, d'inertie & de langueur, qui a
éteint l'appétit, affoibli les forces du
cœur, & de tous les vaiſſeaux, & diminué la tranſpiration inſenſible ; des
événemens heureux qui rendront à ces
hommes, leur activité, leur émulation
& leurs eſpérances, les ramènent à la ſociété, à leurs occupations ordinaires ;
la bouffiſſure de tout le corps, & l'enflure des jambes ſe diſſipent, leur teint
reprend ſon coloris ; l'agilité reparoît,
l'appétit ſe rétablit, leur activité, leur
vivacité, & leur gaiété font douter que
ce ſoient les mêmes hommes qu'on a

vus, il y a peu de temps , dans un état fi oppofé.

Mais fi ces hommes en qui le chagrin a produit ces graves effets, ont, dès leur bas âge , les fignes des fucs aqueux & infipides (184). S'ils ont toujours eu peu d'activité d'efprit, & de corps, s'ils ont toujours eu le teint pâle , & un peu de difpofition à la bouffiffure ; les événemens heureux ne fuffiront pas pour leur rendre la fanté ; les fecours de l'art font néceffaires , & s'ils ne font employés , que lorfque le mal aura fait un progrès confidérable, ils feront in-fruftueux.

L'obfervation apprend que des fucs trop aqueux & infipides, ne deviennent dangereux , que lorfque, par le laps de temps , ils font parvenus à un point fi confidérable, que toutes les fibres fe re-lâchent ; que le ton des vaiffeaux dimi-nue , que les contractions de l'eftomac & des inteftins deviennent plus foibles , que les forces du cœur & des artères fe ralentiffent, & que les ofcillations de tous les vaiffeaux fecrétoires, font affoi-blies. Alors tous les fluides ne font plus fuffifamment atténués par l'action des vaiffeaux , & leur réaction fur les vaif-feaux eft trop foible, pour qu'ils puiffent eux-mêmes s'affimiler & fe mélanger intimement ; les parties les plus grossières s'unissent les unes aux autres ; les sucs digestifs participent à ce désordre, ils ne sont plus qu'un amas de molécules grossières, noyées dans une grande quantité de sérosités insipides ; les tuniques de l'estomac & des intestins étant relâchées & affoiblies, elles ne se contractént que très-mollement sur les alimens ; ceux-ci étant foiblement comprimés, & les sucs digestifs étant, en partie, trop grossiers, pour les pénétrer, les diviser & les atténuer, & étant en partie trop insipides & trop peu chargés de parties salines, pour mélanger intimement les huileux & les aqueux ; il en résulte un chyle grossier & épais, dont une partie reste dans les premières voies & s'y corrompt ; une autre partie s'introduit dans le sang, & va produire les diverses maladies décrites dans la Section II, suivant la diversité des constitutions individuelles. Ainsi on verra paroître les fièvres intermittentes, les fièvres putrides, les fièvres malignes, les fluxions de poitrine, les diverses espèces d'inflammations, les suppurations, les fièvres étiques, les hémorragies, les apoplexies, & paralysies, l'asthme, les obstructions des viscères du bas-ventre, les diverses espèces d'hydropisies & autres maladies compo-

fées, dont nous avons détaillé les fymptômes , Section II.

Dès que les efpèces de maladies com- 314
pofées, de cette Section, font parvenues
à avoir les fymptômes de celles de la
Section II , quoique celles-là ayent eu
un commencement différent, & qu'elles
confervent les fignes de la furabondance
des férofités, qui leur eft particulière; le
jeune Médecin doit confidérer que les
unes & les autres font entièrement les
mêmes , eu égard à la gravité de la caufe
qui eft le vice des fluides épais , groffiers
& corrompus , réfultans des léfions de
la digeftion ; & qu'en conféquence il
doit employer les traitemens qui font
prefcrits ci-après , contre les diverfes
maladies de la Section II.

L'obfervation apprend que les ma- 315
ladies compofées, de la préfente Section,
confervent toujours un caractère différent de celles de la Section II , par
exemple, 1°. Les inflammations qui ont
été précédées par les fignes des fucs digeftifs trop aqueux & infipides (184),
font moins douloureufes, & font accompagnées d'une fièvre moins vive &
de foif moins ardente que les inflammations de la Section II.

2°. Que les obftructions, de la préfente Section , qui fe forment dans les

viscères, font moins compactes que celles de la Section II.

3°. Que les espèces d'hydropifies, de la préfente Section, font un progrès plus prompt, & que les épanchemens de férofités dans les cavités, font beaucoup plus confidérables, que celles de la Section II.

4°. Qu'enfin toutes les maladies, de la préfente Section, confervent toujours les fignes d'une plus grande quantité de férofités & d'un plus grand relâchement des fibres & des vaiffeaux.

316   L'obfervation apprend auffi, que les émétiques, les purgatifs, les appéritifs, les diurétiques, les fudorifiques qui font indiqués dans les maladies de la Section II, doivent être employés à plus haute dofe, & doivent être continués avec plus d'activité, dans les maladies de la préfente Section; & qu'enfin le caractère particulier des maladies de cette Section, lorfqu'elles ont les accidens graves & les caufes de la Section II, ne doit être confidéré que comme une indifpofition individuelle, qui exige plus ou moins de ménagemens, dans l'adminiftration des moyens convenables pour combattre les caufes de maladies.

TABLE

TABLE SOMMAIRE

*Qui indique les signes, les causes
& le traitement des maladies,
& les classes auxquelles les
diverses maladies appartiennent.*

PREMIÈRE CLASSE.

Lésions du Goût.

1. Diminution du goût, accompagnée de la sécheresse de la bouche, 158 ; ses causes depuis 159 jusqu'à 164, inclusivement.
2. Diminution du goût, accompagnée d'une très-grande quantité de salive fade, 165 ; ses causes 166 & 167.
3. Diminution du goût, accompagnée d'une salive trop épaisse, d'un sédiment épais sur la langue ; ses causes, 168.
4. Diminution du goût ou son abolition

qui n'eſt accompagnée d'aucun ſigne apparent dans la bouche; ſes effets & ſes cauſes, 169.

5. Dépravation du goût; ſes effets & ſes cauſes, 170.

6. Goût mauvais, très-déſagréable; ſes effets & ſes cauſes, 171.

La première claſſe preſcrit le traitement qui convient aux léſions du goût lorſqu'elles ſont maladies ſimples, cauſées, immédiatement, par l'abus des ſix choſes non-naturelles. Mais lorſque les léſions du goût ſont cauſées par les léſions de quelques autres fonctions, ou par des virus, ou par des cauſes externes, la première claſſe renvoie pour le traitement, aux claſſes des léſions des fonctions qui ſont cauſes, ou à la claſſe des virus, ou à la claſſe des cauſes externes.

SECONDE CLASSE.

Léſions de la Faim ou appétit des alimens.

1. Diminution de la faim, accompagnée de la ſéchereſſe de la bouche, 178; ſes cauſes, 179 & 180; ſon traitement, 198, art. 1.

La seconde claſſe preſcrit le traitement
qui convient à ces diverſes léſions de
la faim, lorſqu'elles ſont maladies ſimples ; mais lorſqu'elles ſont parties de
maladies compoſées ou de maladies
compliquées, la ſeconde claſſe renvoie pour le traitement, ou à la claſſe
de la fonction léſée qui eſt cauſe des
léſions de la faim, ou à la claſſe des
virus, ou à celles des cauſes externes
qui produiſent les altérations de la
faim.

TROISIÈME CLASSE.

Léſion de la Soif.

Lorfque les léfions de la soif font cau-fées par les léfions de quelques au-tres fonctions, ou par des virus ou par des caufes externes, la troifième claffe renvoie pour le traitement à d'autres claffes.

QUATRIEME CLASSE.

Léfions de la Maftication & Déglutition.

mastication , accompagnées de mouvemens convulsifs ou de la convulsion de la langue , 214, art. 9.

10. Difficultés ou impossibilités de la
déglutition, accompagnées d'inflammation ou de l'ulcération de la langue , ou de tumeurs œdémateuses
ou lymphatiques à la langue , ou
de mouvemens convulsifs , ou de
convulsions, ou de paralysie de la
langue, 216, art. 1.

11. Difficultés ou impossibilités de la
déglutition, accompagnées des virus décrits ci-dessus à l'égard de la
langue , & qui ont leur siége dans
le voile du palais , 216, art. 2.

12. Difficultés ou impossibilités de
la déglutition , accompagnées d'une
toux violente , & de l'expulsion des
alimens par les narines ou par la
bouche , 216, art. 3.

13. Difficultés de la déglutition , accompagnées des vices décrits à
l'égard de la langue, & qui ont
leur siège dans le pharynx, 216,
art. 4.

14. Difficultés d'avaler , accompagnées
de la difficulté de relever la mâchoire, 216, art. 5.

15. Difficultés d'avaler , accompagnées

La quatrième classe prescrit le traitement des lésions de la mastication
& de la déglutition, lorsqu'elles sont
maladies simples ; mais lorsque ces
lésions sont parties de maladies composées ou compliquées, la quatrième
classe renvoie pour le traitement, à
d'autres classes.

CINQUIEME CLASSE.

Léfions de la Digeftion.

SECTION I.

Léfions de la Digeftion, qui font des maladies fimples.

1. Diminution de la faim & du goût, accompagnée de la féchereffe de la bouche, du manque ou petite quantité de falive, & la langue nette ; les fignes 178; fes caufes, 179; fon traitement, 198, art. 1.
2. Diminution de la faim & du goût, accompagnée de la bouche pâteufe, la falive épaiffe, & la langue chargée, les matins à jeun 181; fes caufes, 182; fon traitement, 198, art. 2.
3. Diminution de la faim & du goût, accompagnée d'une grande quantité de falive fade & infipide, d'un crachotement fréquent, & de naufées d'eaux fades & infipides, 184; les caufes, 185 ; le traitement, 198, art. 3.
4. Diminution de la faim & du goût,

O 5

accompagnée de la bouche chaude & âcre ; la langue nette & d'un rouge tirant fur le brun , 187 ; fes caufes, 188 ; fon traitement, 198, art. 4.

5. Moins d'appétit qu'à l'ordinaire, le goût moins parfait, la bouche un peu pâteufe & fade , fans que la langue foit chargée ; des vents par haut & par bas, des naufées défagréables , des felles plus liquides & plus fréquentes qu'à l'ordinaire ; les caufes, le traitement, 243 , art. 1.

6. Tous les fignes de l'art. 5 ci-deffus, & de plus la bouche féche; les caufes, le traitement 243 , art. 2.

7. Tous les fignes art. 5 ; de plus la bouche chaude & âcre, quelquefois amère, la foif fréquente, la langue nette , mais d'un rouge tirant fur le brun ; les caufes, le traitement, 243 , art. 3.

8. Tous les fignes art. 5 ; de plus la bouche très-mauvaife, très-pâteufe, la langue fort chargée d'un fédiment épais ; des vomiffemens ; les caufes, le traitement , 243, art. 5.

9. Pefanteurs & gonflemens d'efto-

mac pendant long-temps après le repas , fans douleur vive & fans chaleur ; des vents par haut qui rapportent feulement le goût des alimens ; des vents par bas, qui n'ont prefque point d'odeur ; les caufes, le traitement 243 , art. 6.

10. Une douleur & chaleur dans l'eftomac, qu'on compare à la fenfation que cauferoit un fer chaud, qui fe propage le long de l'œfophage jufqu'à la gorge, accompagnée de foif, de rots qui n'ont point d'odeur, mais qui laiffent une fenfation d'âcreté & de chaleur ; les caufes, le traitement, 243. art. 7.

11. Des douleurs dans l'eftomac & dans le ventre ; des vents par haut & par bas ; des naufées , des vomiffemens d'alimens non-digérés, & de vin dont la couleur eft à peine changée ; des felles dans lefquelles on voit des portions d'alimens non-digérés, & point altérés ; les caufes, le traitement, 243 , art. 8.

12. Tous les fignes art. ci - deffus 8 ; de plus , des friffons qui ne font point fuivis de fréquence notable du pouls, la bouche féche, chaude

& âcre, grande soif; les causes, le traitement, 243, art. 9.

13. Des douleurs & mal-aises dans le bas-ventre; des vents fréquens par bas, des selles fréquentes & liqui-des; les causes, le traitement, 243, art. 10.

S E C T I O N II.

Maladies composées, causées par des Lésions de la Digestion, dont les résultats sont des sucs épais & grossiers qui sont produits par un ou plusieurs des abus (248).

1. Les lésions de la digestion mar-quées par la bouche pâteuse; la lan-gue chargée au moins le matin, à jeun, jointes à une toux plus ou moins fréquente & forte, & suivie d'une expectoration de matières glai-reuses, visqueuses, souvent jaunâ-tres, caractérisent le rhume ou ca-tarre, qui, quelquefois, est sans fréquence de pouls; quelquefois il y a fréquence notable du pouls ou fièvre. L'explication de ces symp-tômes & des causes, 250; le trai-tement, 320.

2. Les léfions de la digeftion mar-
quées art. 1 ci-deffus , jointes à une
difficulté de refpirer plus ou moins
grande, fur-tout lorfque les malades marchent, lorfqu'ils montent
des efcaliers, lorfqu'ils font couchés
horifontalement , & qui eft accompagnée de quelques crifes de toux,
qui font fuivies quelquefois d'une
expectoration , tantôt glaireufe ,
tantôt féreufe ; quelquefois fans
expectoration , caractérifent les
efpèces d'afthme humide , qui
font quelquefois fans fièvre ; quelquefois elles font jointes à la
fièvre ; quelquefois le pouls eft irrégulier & intermittent. L'explication
des caufes & fymptômes ; 250 ; le
traitement, 320.

3. Les léfions de la digeftion art. 1 ,
jointes à un état de laffitude , de
mal-aife, & même de douleurs ,
auxquelles fuccède un friffon fuivi
de la fréquence notable du pouls,
qui augmente plus ou moins, & qui
diminue ordinairement en même-
temps qu'il fe déclare une fueur qui
eft plus ou moins abondante, & plus
ou moins fétide; & enfin le mal-aife,
la laffitude & les douleurs fe diffi-

pent à mesure que la fréquence du pouls cesse, & qu'il revient à son état naturel; mais plus ou moins d'heures après la cessation de ces symptômes, ils se renouvellent tous; cette variété d'état de santé & d'état de maladie, constitue les diverses espèces de fièvres intermittentes décrites 251; le traitement, 321.

4. Les lésions de la digestion art. **1**, jointes à un état qui commence par un frisson plus ou moins grand, auquel succède une fréquence du pouls plus ou moins vive, plus ou moins d'abattement de forces, plus ou moins de lassitude, souvent des douleurs plus ou moins considérables, soit à la tête, soit à la poitrine, soit au bas-ventre, ou aux reins, ou dans d'autres parties. Dans cet état la fréquence du pouls est continue, elle dure au moins quatorze jours sans interruption; souvent elle dure 21, 28, 40, 60 jours & même plus. Cet état de fréquence du pouls, qui est continue, & qui, ayant été précédée d'un frisson, & étant jointe aux lésions ci-dessus, caractérise la fièvre putride décrite depuis 252 jusqu'à 256. Cet état de fréquence

du pouls, jointe aux léſions ci-deſſus, eſt ſouvent accompagnée de
léſions beaucoup plus violentes,
telles que l'extrême abattement de
forces, la puanteur de la bouche,
la langue extrêmement chargée, des
vomiſſemens & des ſelles de matières corrompues & infectes ; la
diminution ou abolition des urines
& des ſelles, le gonflement du bas-
ventre, le grand accablement, le
penchant à la léthargie, à la fré-
néſie, des douleurs très-vives, &c.
Cet état de fréquence du pouls
augmente quelquefois périodiquement, quelquefois erratiquement ;
& ces augmentations de fréquence
du pouls ſont toujours précédées
d'un friſſon plus ou moins ſenſible,
toujours ſuivies d'une augmentation
de chaleur & de ſoif, & toujours
accompagnées de l'augmentation de
tous les accidens de la maladie ; ces
augmentations de la fréquence du
pouls & des autres léſions, ſont ce
qu'on nomme redoublemens. Les
divers accidens qui accompagnent
la fréquence du pouls, qui eſt continue pendant le nombre de jours
ci-deſſus, qui a été précédée d'un

friſſon plus ou moins grand, qui eſt jointe à plus ou moins de mal-aiſe, de laſſitude, à la langue plus ou moins chargée, & à la bouche plus ou moins mauvaiſe, conſtituent les différences qui exiſtent entre les diverſes eſpèces de fièvres putrides, dont les ſymptômes & les cauſes ſont décrits depuis 252 juſqu'à 255, & dont les divers traitemens ſont preſcrits depuis 322 juſqu'à 326, & 339 & 332.

5. Les léſions de la digeſtion art. 1, jointes à la fréquence du pouls, précédée de friſſons, & à pluſieurs des léſions art. 4, & à une toux fréquente & douloureuſe,. & à une difficulté de reſpirer plus ou moins grande, & à une expectoration plus ou moins difficile & douloureuſe de matières viſqueuſes, teintes de ſang, & à une douleur fixe dans l'un des côtés, ou au ſternum ou au dos, caractériſent les eſpèces de pleuréſie & péripneumonie décrites 256, 257 & 258, dont le traitement 326 & 327.

6. Les léſions de la digeſtion art. 1, jointes à la fréquence du pouls, précédées de friſſons, & à pluſieurs des

léfions art. 4, & de plus à une douleur fixe & vive, dans une des régions
du bas-ventre, à une chaleur dans
cette région, à un gonflement du
bas-ventre, à une fenfibilité qui ne
permet pas la plus légère preffion
du bas-ventre, à la fuppreffion ou
très-grande diminution des urines
& des felles, caractérifent l'efpèce
d'inflammation du bas-ventre 259,
dont le traitement 328.

7. Les léfions de la digeftion art. 1,
jointes à la fréquence du pouls, qui
a été précédée de friffons, & à plufieurs des léfions art. 4, & de plus
à une douleur fixe & vive, avec
chaleur dans la tête, & qui eft fuivie
de délire, caractérifent l'efpèce de
frénéfie 260, dont le traitement
329.

8. Les léfions de la digeftion art. 1,
jointes à la fréquence du pouls, qui
a été précédée d'un friffon, & à plufieurs des léfions art. 4; de plus, des
douleurs fixes à l'habitude du corps,
avec la rougeur & élévation non-
circonfcrite de la peau, ou des tumeurs rouges, douloureufes, circonfcrites, caractérifent un éryfipèle,
des phlegmons ou bubons, ou pa-

rotides, avec fièvre, 261, dont le traitement 330.

9. Les léfions de la digeſtion art. 1, jointes à des ſymptômes très - graves, tels que le plus grand abattement des forces, des friſſons violens, de grands tremblemens de tout le corps, des défaillances, des ſyncopes, du délire, qui, quelquefois, n'a lieu que de tems en tems; d'autres fois eſt continuel, & dans lequel les malades ſont peu agités, & n'ont pas des volontés très-obſtinées & très - ſoutenues; le plus grand penchant au ſommeil, qui ne peut être vaincu par les efforts des aſſiſtans, le gonflement du bas ventre, les ſuppreſſions des urines & des ſelles, des ſoubreſauts fréquéns des tendons, des mouvemens convulſifs des lèvres, des yeux, des joues; l'inſenſibilité & l'apathie. Les malades ne ſe plaignent point, ils ne déſirent rien, ils ne refuſent rien décidément. Cependant ils ſont ſi mous, qu'on a beaucoup de peine à leur faire prendre ce qui leur eſt néceſſaire. La réunion de pluſieurs ou de tous ces ſymptômes graves, toujours accompagnés de très-

peu ou prefque point de fenfibilité,
& d'un pouls qui eft très - peu &
prefque point fréquent, & prefque
femblable à celui de l'état fain , caractérife l'efpèce de fièvre maligne
262 , le traitement 333.

10. Les léfions de la digeftion art. I ,
jointes à un tant foit peu plus de
fréquence du pouls qu'à l'ordinaire,
& qui eft continue , & un tant foit
peu moins de facilité dans l'exercice
de toutes les fonctions , qui eft conftante & qui va toujours en augmentant , mais fi lentement, que le malade & les affiftans font, quelquefois,
plus de quinze jours ou trois femaines
fans en apercevoir aucun progrès ;
& qu'il n'y a que ceux qui ont été
long-temps fans voir le malade qui
s'en aperçoivent , caractérifent les
efpèces de fièvres étiques 263 &
264 , dont le traitement 334.

11. Les léfions de la digeftion art. I ,
jointes à la couleur jaune du vifage ,
du blanc des yeux & de toute l'habitude du corps , caractérifent l'ictère , 265 , dont le traitement 335.

12. Les léfions de la digeftion , art I ,
jointes à des tumeurs folides & rénitentes , non-douloureufes , qu'on

découvre, ſoit à l'habitude du corps, ſoit dans les viſcères qui ſont palpables, tels que le foie, la rate, le pancréas, la matrice, &c, caractériſent des obſtructions, 266, 267, dont le traitement depuis 336 juſqu'à 340.

13. Les léſions de la digeſtion art. 1, jointes à l'enflure & bouffiſſure de quelques parties, ou de toute l'habitude du corps, ou à un gonflement du bas-ventre qui n'eſt pas douloureux, & dans lequel on ſent une fluctuation, caractériſent les eſpèces d'hydropiſie décrites 266, dont le traitement 341.

14. Les léſions de la digeſtion art. 1. jointes à un teint pâle, blême, tirant ſur le jaune, à moins de facilité dans l'exercice de toutes les fonctions, ſans fièvre & ſans douleur conſtante, annoncent des obſtructions commençantes 267 & 336, art. 1, dont le traitement depuis 336 juſqu'à 339.

15. Les léſions de la digeſtion art. 1, jointes à toutes les léſions ci deſſus, art. 14, & de plus à une toux avec expectoration de matières très-compactes, qui approchent plus de la

confiſtance ſolide que de la fluide, & à une reſpiration moins facile, caractériſent les obſtructions commençantes dans le poumon, nommées tubercules 266, & décrites 336, art. 1, dont le traitement depuis 336 juſqu'à 339.

16. Les léſions de la digeſtion art. 1, jointes à toutes les léſions ci-deſſus, art. 15, & de plus à un crachement de ſang avec toux & ſans fièvre, annoncent la rupture des petits vaiſſeaux ſanguins, cauſée par les tubercules du poumon, qui menacent de l'eſpèce de pulmonie 266 : le traitement de cette eſpèce de crachement de ſang 338, art. 3.

17. Les léſions de la digeſtion art. 1, jointes à toutes les léſions ci-deſſus, & qui exiſtent depuis quelque temps, & de plus à une très-petite fièvre & à une expectoration de pus ou de matière purulente ou puriforme, avec toux (quand même le crachement de ſang n'auroit eu lieu qu'une fois, & qu'il auroit été très-peu conſidérable ou que même il n'y auroit jamais eu de crachement de ſang), caractériſent l'eſpèce de pulmonie commençante, cauſée par

les tubercules 266, dont le traitement 354, art. 25.

18. Les léfions de la digeftion art. 1,
jointes à toutes les léfions art. 14
ci-deffus, qui ont exifté pendant
long-temps, ou qui font jointes à
des obftructions palpables dans les
vifcères du bas-ventre, & de plus à
une fièvre lente qui exifte depuis
quelque temps, qui a fuccédé à un
mal-aife douloureux, ou à des douleurs marquées dans l'un des vifcères obftrués, annoncent une fièvre
lente fymptomatique, caufée par
une fuppuration qui a fuccédé aux
obftructions des vifcères du bas-
ventre 266, dont le traitement
354, art. 26.

19. Les léfions de la digeftion art. 1,
jointes à la diminution ou privation totale du mouvement ou du
fentiment, ou en même temps du
mouvement & du fentiment d'une
partie du corps, caractérifent la
paralyfie 268, dont le traitement
342.

20. Les léfions de la digeftion art. 1,
jointes à l'abolition de tous les fens
externes & de tous les mouvemens,
excepté le mouvement de la circu-

lation , & celui de la respiration ,
caractérisent l'apoplexie 269 & 270 ,
dont le traitement 243.

21. Les lésions de la digestion art. 1 ,
jointes à un gonflement & à une
pesanteur considérable de l'estomac ,
à des rôts & des hoquets très-fréquens , à la gêne de la respiration ,
pesanteur & douleur de tête , ou
mal-aise de tout le corps , & enfin
à un grand accablement dans lequel
tous les sens , & les mouvemens volontaires sont très-foibles & très-
près de l'état d'apoplexie , caractérisent l'indigestion forte 271 , dont
le traitement 344.

22. Les lésions de la digestion art. 1 ,
jointes à un mal-aise général qui est
très-fréquent ; à une crainte continuelle de tomber malade & de mourir ; crainte qui , aux yeux des assis-
tants , paroît d'autant plus chimérique,
que ces malades ont bon appétit ,
bon sommeil , ne sont ni maigres
ni pâles, ni foibles, & qu'enfin toutes
leurs fonctions paroissent dans l'état
de santé ; caractérisent une espèce
de passion hypocondriaque dans les
hommes, & de vapeurs dans les femmes, 272, dont le traitement 345.

23. Les léfions de la digeftion, manifeftées par la falive épaiffe, jointes
à une grande plénitude de vaiffeaux
fanguins, à la rougeur du vifage &
une teinte vive de toute l'habitude
du corps ; à un pouls gros, plein &
dur : Cet état caractérife la pléthore
qui caufe des inflammations, des hémorragies, & beaucoup d'autres maladies défignées 273 & 274, dont
le traitement depuis 346 jufqu'à
351.

24. Les léfions de la digeftion art. 1,
jointes à la fuppreffion des règles
275, dont le traitement 351.

25. Les léfions de la digeftion art. 1,
jointes à des règles trop abondantes
ou à des pertes 276, dont le traitement 351.

S E C T I O N I I I.

*Maladies compofées, caufées par des
Léfions de la Digeftion, dont le réfultat
eft un chyle âcre produit par les abus
(280.)*

1. Les léfions de la digeftion marquées
par la bouche & la gorge chaudes,
féches & âcres, & par la langue
nette,

nette, d'un rouge brun, jointes à un pouls ferré & très-fréquent, à des hoquets fréquents très-douloureux, à une douleur fixe très-vive, avec très-grande chaleur dans l'estomac & dans la région ombilicale, qui augmente si violemment, à la plus légère preffion de ces régions, que le malade fait des cris & repouffe vivement ce qui caufe la preffion ; au gonflement, & à la tenfion du bas-ventre ; à la fuppreffion ou extrême diminution des felles & des urines ; à la gêne de la refpiration ; à la peau brûlante, à une très-grande agitation, & à une foif extrême, caractérifent une inflammation forte dans l'eftomac & les inteftins 281, dont le traitement 354 & 355.

2. Les léfions de la digeftion ci-deffus art. 1, jointes à une douleur fixe, très-violente ou au côté ou au fternum, ou au dos, à une toux fréquente extrêmement douloureufe, à une très grande difficulté de refpirer qui eft extrêmement douloureufe ; à une très-grande foif ; à un pouls très ferré, dur & extrêmement fréquent, caractérifent la pleuréfie & perip-

à la douleur fixe & violente dans l'hypocondre gauche & aux autres léfions ci-deſſus, art. 5, caractérifent l'inflammation de la rate 282, art. 3 : le traitement 354 & 355.

7. Les léfions de la digeſtion art. 1, jointes à une douleur fixe très-violente dans quelqu'une des parties auxquelles eſt attaché le diaphragme, à une grande chaleur dans la poitrine, & le bas-ventre, à des hoquets très-fréquens, extrêmement douloureux, à des inſpirations & expirations très-courtes, qui augmentent extrêmement la douleur, & à l'extrême fréquence du pouls, caractérifent l'inflammation du diaphragme 282, art. 4 : le traitement 354 & 355.

8. Les léfions de la digeſtion art. 1, jointes à une douleur fixe très-violente dans l'hypogaſtre, & qui répond au vagin, à un gonflement de l'hypogaſtre, à une fréquence du pouls extrême, à de violens befoins d'uriner qui ne produifent que quelques gouttes ou point d'urine ; à une foif & à une fréquence du pouls extrême, caractérifent l'inflammation

pouls, à une douleur fixe dans le voile du palais & dans les amygdales, à la tuméfaction de ces organes, qui font alors d'un rouge tirant fur le noir, & qui rendent la déglutition très-douloureufe, très-difficile & fouvent impoffible, à une grande gêne de la respiration, & à une foif extrême, caractérifent l'efpèce d'angine ou efquinanice 282, art. 8 : le traitement 354 & 355.

12. Les léfions de la digeftion art. 1, jointes à une extrême fréquence du pouls, à une foif extrême, à des élévations & rougeurs non circonfcrites à la peau, à des tumeurs rouges, foit dans les glandes, foit dans les chairs, foit dans les tégumens, & à une chaleur brûlante dans ces tumeurs, caractérifent les éryfipèles, les bubons, les parotides, les clous, les phlegmons & les charbons 282, art. 9 : le traitement 354 & 355.

13. Les léfions de la digeftion art. 1, jointes à une évacuation de fang confidérable foit par le nez, foit par la bouche, foit par le fondement, foit par l'urètre, foit par le vagin,

caractérisent les espèces d'hémorragies 285, art. 1, dont le traitement
357, 358 & 359.

14. Les léfions de la digestion art. 1,
jointes à un crachement de fang
avec toux, fans fièvre, constitue
l'hémoptyfie 285, dont le traitement 358, art. 6 & 7.

15. Les léfions de la digestion art. 1,
jointes à une toux avec expectoration de pus, fans fièvre, ou à une
toux féche qui a été précédée d'une
hémoptyfie & qui est jointe à une
petite fièvre continue, caractérisent
les commencemens des deux efpè-
tes de pulmonie 285, art. 3, dont
le traitement 360, art. 1.

16. Les léfions de la digestion art. 1,
jointes à une grande gêne de la refpiration, qui augmente lorfque le
malade est couché fur un des côtés, & à une toux avec expectoration de matières purulentes que
le malade dit être d'un goût infupportable, & dont les affistants,
trouvent l'odeur infecte, au point
qu'ils ne peuvent foutenir l'haleine
du malade, ni refter long-temps dans
fa chambre, caractérisent la vomi-

que 285, art. 4, dont le traitement 360, art. 2.

17. Les léſions de la digeſtion art. 1, jointes à une fréquence du pouls, très-peu conſidérable dans ſes commencemens, & qui eſt continue, & qui va toujours en augmentant, mais lentement, qui eſt ſuivie de la diminution de l'appétit, des forces, du ſommeil, & de l'embonpoint, & qui a été précédée par des douleurs ou mal-aiſes, & par la difficulté de quelques fonctions, caractériſent les eſpèces de fièvres lentes ſymptomatiques 285, art. 4, 5 & 6, dont le traitement 360, art. 3.

18. Les léſions de la digeſtion art. 1, jointes, ſoit à la pâleur & enflure d'une ou de pluſieurs parties, ou de toute l'habitude du corps qui cède facilement à la preſſion du doigt & qui en conſerve long-temps l'empreinte ; ſoit à un gonflement du bas-ventre, dans lequel on découvre une fluctuation, en appliquant une main ſur un des flancs, & en frappant doucement de l'autre main ſur l'autre flanc ; ſoit à un gonflement du ſcrotum ou d'un teſticule, dans leſquels on découvre une fluc-

tentes non-douloureuses, soit que ces tumeurs soient situées à l'habitude du corps, ou dans les glandes ou dans les muscles, ou dans les tendons ou dans les tégumens ; soit qu'on découvre ces tumeurs rénitentes dans les viscères du bas-ventre, caractérisent les obstructions 288, 289, 290, dont le traitement 364.

22. Les lésions de la digestion art. 1, jointes à une très-grande difficulté de respirer qui ne permet pas d'être couché, de se remuer, & de marcher aussi vîte qu'à l'ordinaire, & de temps-en-temps, à de la toux, quelquefois à une expectoration de matières âcres & picotantes, quelquefois sans expectoration, souvent à des intermittences, & à des irrégularités du pouls, & très-rarement à la fréquence du pouls, caractérisent les espèces d'asthme sec & humide 288, art. 1, dont le traitement 363, art. 13.

23. Les lésions de la digestion art. 1, jointes à une expectoration purulente accompagnée de toux qui a été précédée, ou qui est accompagnée de paroxysmes d'asthme 288,

26. Les léfions de la digeftion art, 1, jointes à des violents efforts pour vomir & aller à la felle & qui font prefque continuels, (quelquefois tous ces efforts ne font fuivis d'aucune évacuation ; quelquefois ils font fuivis d'évacuations énormes,) à une très-grande foif, à une très-grande chaleur, à de très-grandes douleurs dans tout le bas-ventre, à un pouls qui eft tantôt intermittent, tantôt inégal, tantôt à peine fenfible, à des défaillances, & au refroidiffement des extrémités, caractérifent les efpèces de cholera-morbus 292, dont le traitement 365.

27. Les léfions de la digeftion art. 1, jointes à des douleurs vives, mais qui ne font pas continues, dans le bas-ventre, à des befoins fréquents & douloureux pour aller à la felle, & qui font fuivis d'évacuations glaireufes, & enfanglantées, caractérifent la dyffenterie 293, dont le traitement 366.

28. Les léfions de la digeftion art. 1, jointes à des felles qui ne font pas fréquentes ni douloureufes, & dans lefquelles on voit des aliments non digérés, nullement changés, & d'au-

tres portions d'aliments très-peu changés, caractérifent la paffion cœliaque 294, dont le traitement 367.

29. Les léfions de la digeftion, art. I,
jointes à des felles qui ne font ni
très-fréquentes, ni douloureufes, &
dans lefquelles on voit du chyle,
caractérifent la lientérie 294, dont
le traitement 367.

30. Les léfions de la digeftion, art. I,
jointes à des felles qui ne font
pas très-fréquentes, & qui ont lieu
fans douleurs, & dans lefquelles on
voit des férofités teintes de fang,
& pareilles à des lavures de chairs,
caractérifent le flux hépatique 295,
dont le traitement 368.

31. Les léfions de la digeftion, art. I,
jointes à une extrême fréquence du
pouls qui eft continuelle, à une
foif inextinguible, à une chaleur
intérieure & extérieure extrême, à
la fuppreffion, ou exceffive diminution des urines, dont la petite
quantité eft rougeâtre, à l'aridité
de la langue, des lèvres, de la
bouche, & de la gorge, caractérifent la fièvre ardente 296, dont
le traitement 269.

32. Les léfions de la digeftion, art. I,

jointes à un pouls grand, plein ,
dur, mais très-peu fréquent, & fouvent pas plus fréquent que dans l'état
de fanté, à une très-grande gêne
de la refpiration, au gonflement,
& à la tenfion du bas-ventre, à la
fuppreffion, ou très-grande diminution des urines & des felles ; à
l'aridité de la bouche, de la gorge,
des lèvres, & de la langue qui n'eft
pas chargée, mais qui eft noirâtre ;
au tremblement des mains, à des
mouvemens convulfifs dans les lèvres, les paupières & les joues , à
une très-grande chaleur de la peau,
tantôt à des affections foporeufes,
tantôt au délire ; & à plus ou moins
de ces fymptômes graves, dont la
réunion à un pouls très-peu fréquent,
& fouvent pas plus fréquent que
dans l'état de fanté , & à l'infenfi-
bilité du malade, qui même dans
les inftans où il n'eft pas en délire ,
dit qu'il ne reffent ni douleurs , ni
mal-aife, ni chaleur, ni foif, quoiqu'on lui trouve la peau brûlante,
la bouche aride, le ventre tendu,
caractérifent la fièvre maligne 297,
dont le traitement 370.

33. Les léfions de la digeftion, art. 1,

jointes à une fréquence du pouls très-peu fenfible dans les commencemens, à un mal-aife qui eft léger, mais continuel, à une diminution des forces, du fommeil, de l'appétit & de l'embonpoint, qui toutes, font très-peu confidérables dans les commencemens, mais qui vont toujours en augmentant ; mais fi infenfiblement, qu'il n'y a que les gens qui ont été plufieurs femaines fans voir le malade, qui s'en aperçoivent ; cet état n'ayant été précédé d'aucune léfion, caractérife la fièvre lente effentielle 298, dont le traitement 371.

34. Les léfions de la digeftion, art. 1, jointes, fans fièvre, à un délire fur un feul objet dont le malade s'occupe continuellement, caractérifent la mélancolie ou délire particulier 299, dont le traitement 372.

35. Les léfions de la digeftion, art. 1, jointes, fans fièvre, à un délire fur plufieurs objets dont le malade s'occupe fucceffivement avec attachement, caractérifent la manie 299, dont le traitement 372.

36. Les léfions de la digeftion, art. 1,

jointes à des palpitations de cœur, des refferremens de poitrine qui font paffagères, & qui fe répétent pour les moindres frayeurs ou craintes dont les malades font très-fufceptibles, à des mouvemens involontaires, qui ont lieu, fur-tout, aux approches du fommeil, à de fréquens mal-aifes que les malades ne peuvent décrire, à des fyncopes, à des mouvemens convulfifs, à des convulfions , à l'appréhenfion de toutes les maladies dont ils entendent parler, & à la crainte de mourir bien-tôt, dont ils entretiennent, à tout moment, leurs amis & les affiftans , caractérifent la paffion hypocondriaque dans les hommes, & la paffion hyftérique dans les femmes 300, dont le traitement 373.

37. Procédés pour diftinguer les maladies caufées par les abus de fix chofes non-naturelles, des maladies produites par les virus , & par les caufes externes, & des maladies compliquées, depuis 58 jufqu'à 70 & 353.

SECTION IV.

Maladies causées par le manque de sucs digestifs.

SECTION V.

Maladies composées causées par la trop grande quantité, & l'insipidité des sucs digestifs.

TABLE ALPHABÉTIQUE

Des Maladies décrites dans le second Tome.

Fin de la Table du Tome second.

Fautes à corriger dans le Tome second.

Page 2 , *ligne* 4 , grande ; *lisez* : petite.
Page 37 , *ligne* 19 , en doses égales , *lisez* : en trois doses égales.
Page 38 , *ligne* 19 , il n'en prendra ; *lisez* : il ne prendra.
Page 39 , *ligne* 12 , purgatif 138 ; *lisez* : purgatif n° 138.
Page 83 , *ligne* 28 , 114, art. 9 ; *lisez* : 214, art. 9.
Page 112 , *ligne* 27 , tetour ; *lisez* : retour.
Page 115 , *ligne* 5 , 187 ; *lisez* : 188 & 189.
Page 115 , *ligne* 28 , 184 ; *lisez* : 185 & 186.
Page 116 , *ligne* 19 , 181 ; *lisez* : 182 & 183.
Page 117 , *ligne* 7 , (52) art. 130 ; *lisez* : (52 art. 13.)
Page 140 , *ligne* 1 , art. 3 ; *lisez* : art. 3 du paragraphe 239.
Page 141 , *ligne* 3 , art. 4 ; *lisez* : art. 4 du paragraphe 239.
Page 142 , *ligne* 2 , art. 5 ; *lisez* : art. 5 du paragraphe 239.
Page 151 , *ligne* 22 , digestifs à un haut degré (181) ; *lisez* : digestifs (181), à un haut degré.
Page 161 , *ligne* 15 , 155 , art. 4 ; *lisez* : 154 , art. 4.
Page 163 , *ligne* 29 , tisane n° 8 ; *lisez* : tisane n° 19.
Page 175 , *ligne* 27 , tous les lymphatiques ; *lisez* : tous les vaisseaux lymphatiques.
Page 179 , *ligne* 18 , a les lymphatiques ; *lisez* : tous les vaisseaux lymphatiques.
Page 182 , *ligne* 24 , de douze à 5 heures ; *lisez* : de 12 à 15 heures.

Page 257, *ligne* 29, docile peur ; *lifez* : docile
  pour.
Page 279, *ligne* 30, 186 ; *lifez* : 286.
Page 295, *ligne* 14, 182 ; *lifez* : 181.
Page 286, *ligne* 10, quand même on ne verroit
  pas ; *lifez* : quand même on verroit.
Page 298, *ligne* 26, telle maniere ; *lifez* : cette
  maniere.